FALKEN

FALKEN

Kareen Zebroff

# Yoga

Meditation in Bewegung

Im FALKEN Verlag sind zahlreiche Titel zum Thema „Entspannung“ erschienen.
Sie sind überall erhältlich, wo es Bücher gibt.

Sie finden uns im Internet: **www.falken.de**

Dieses Buch wurde auf chlorfrei gebleichtem
und säurefreiem Papier gedruckt.

Der Text dieses Buches entspricht den Regeln
der neuen deutschen Rechtschreibung.

ISBN 3 8068 5530 7



**Umschlaggestaltung:** Design Team München/WSP-Design, Heidelberg
**Fotos:** Dave Dolsen, Vancouver, Kanada
**Redaktion:** Daniela Weise, München/Herbert Habicht
**Herstellung:** Wilhelm Gnadl, Bad Aibling/Elke Cramer

Die Ratschläge in diesem Buch sind von der Autorin und vom Verlag sorgfältig erwogen und geprüft, dennoch kann eine Garantie nicht übernommen werden. Eine Haftung der Autorin bzw. des Verlags und seiner Beauftragten für Personen-, Sach- und Vermögensschäden ist ausgeschlossen.

**Produktion:** Buch-Werkstatt GmbH, Bad Aibling
**Druck:** GGP Media, Pößneck

817 2635 4453 6271

# Inhalt

# Was Sie wissen sollten

## Was ist das eigentlich, Yoga?

Heute haben viele Menschen zumindest eine ungefähre Vorstellung davon, was sich hinter dem Begriff Yoga verbirgt. Er wird oft mit Köperbeherrschung, Ruhe, Entspannung und Ausgeglichenheit in Verbindung gebracht. Was genau ist Yoga aber und wie wirkt es?

Die Kunst des Yoga stammt ursprünglich aus Indien, ist über 5000 Jahre alt und wurde vor etwa 2500 Jahren schriftlich niedergelegt. Damit ist es das älteste uns überlieferte Übungssystem für eine bewusste Entwicklung des menschlichen Körpers und Geistes. Grundsätzlich unterscheidet man zwei große Bereiche: Hatha-Yoga mit seinen Asanas (Körperstellungen) und das Yoga der Meditation, von dem es wiederum verschiedene Formen gibt.

In diesem Buch geht es um Hatha-Yoga, die einzige Form des Yoga, die sich mit dem Körper befasst. Natürlich ist das nur ein kleiner Teil des Ganzen, aber ein sehr wichtiger: Hatha-Yoga ist die erste Stufe auf der Leiter, die zur Selbsterkenntnis (Samadhi) führt.

Yogi Sara Sangraha beschreibt Yoga folgendermaßen: „Seele und Geist werden ruhig und ausgeglichen durch die Beherrschung des Körpers und der Gefühle. Der Weg führt zum Sichtbarwerden, dem Erkennen des Eigentlichen, des wahren und höchsten Wesens.“ Dieses „wahre und höchste Wesen“ können Sie sich als das Gute in uns, als das Bild Gottes in uns vorstellen. Yoga zeigt uns den Weg zur Selbstbefreiung, welcher Religion wir auch angehören mögen. Yoga vertieft sie und schenkt mehr Lebensfreude.

Erst wenn Sie Ihren Körper beherrschen, können Geist und Seele frei sein. Eine Versenkung in sich selbst gelingt dann, wenn keine gestörten Körperfunktionen oder Schmerzen von der Meditation ablenken. So wie Sie die Schönheit der vorbeigleitenden Natur kaum wahrnehmen können, wenn Sie im Auto durch ratternde Geräusche oder einen gebrochenen Stoßdämpfer gestört werden, genauso wenig können Sie sich auf Ihre Gedanken konzentrieren, wenn der Rücken oder die Muskeln schmerzen. Hatha-Yoga ist auf die organische Gesundheit ausgerichtet, nicht auf die Entwicklung von Muskeln, obwohl dies ein angenehmer Nebeneffekt ist. Das Geheimnis des Yoga besteht darin, die Muskeln zu strecken und sie nicht, wie bei Turnübungen, anzuspannen. Die Streckbewegungen sind den Raubkatzen abgeschaut: Was machen sie gleich nach dem Aufstehen? Sie strecken sich. Strecken heißt entspannen und ruhig werden.

Bei den Yogaübungen werden alle Bewegungen langsam und bedächtig ausgeführt, sodass Sie beim geringsten Schmerzgefühl sofort innehalten können. Dieses Warnsignal sollte stets beachtet werden, da sich der Körper dadurch vor Überanstrengung und Verletzungen zu schützen versucht.

Die Bedeutung Yoga liegt im persönlichen Fortschritt, den man nie mit anderen misst, nur mit sich selbst, dem Selbst vom Vortag. Das gibt Ihnen ein Erfolgsgefühl und Sicherheit für Ihre Übungen, gleichgültig, wie alt Sie sind, wie beweglich und wie gesund. Gehen Sie nur so weit in eine Stellung, wie *Sie* es können. Und verharren Sie in dieser Stellung, bis es Ihnen unbequem wird. Durch das Verharren üben Sie intensiver und statt zwanzigmal brauchen Sie dann eine Übung nur zwei- oder dreimal zu machen. Das lockert und stärkt Ihre Muskeln für das Ziel, das Sie sich vorgenommen haben.

Durch regelmäßige, halbstündige Übungen können Sie Ihr Leben vollkommen verändern! Yoga entspannt, verjüngt, kräftigt, festigt und reguliert die Körperfunktionen. Es gibt Energie und verschönt. Es verschafft Erleichterung bei Verdauungsschwierigkeiten, Hämorrhoiden und Schmerzen aller Art. Es gibt spezielle Yogaübungen gegen Ischias, Bandscheibenschäden, Schleimbeutelentzündungen und vieles mehr. Ob Ihnen abends die Beine weh tun, ob Sie schlecht schlafen oder sich nicht einmal im Schlaf entspannen können, ob Sie sich leicht erregen oder mit sich und der Welt unzufrieden sind: Yoga kann Ihnen helfen!

Für dieses Buch wurde die reine Yogalehre – sofern nötig – behutsam abgeändert. Wir leben in der westlichen Welt und sind schon vom ersten Lebenstag an anderen Einflüssen ausgesetzt als zum Beispiel die Inder. Unsere Lebensumstände, unsere Mentalität und Konstitution unterscheiden sich so sehr von der Lebensweise des Ostens, dass wir auch bei den Yogaübungen andere Akzente setzen müssen. Der Sinn des Yoga ändert sich dadurch nicht. Wir werden stets mit Ruhe und Ausgeglichenheit belohnt.

## Warum soll man Yoga machen?

Hatha-Yoga sorgt in erster Linie für die Gesunderhaltung des Körpers. Die Übungen ergänzen sich in ihrer Wirkung. Sie können Sie zeitlebens gesund erhalten und damit Ihre Lebenserwartung steigern. Es muss nicht sein, dass die Funktionen und die Leistungsfähigkeit des Körpers mit zunehmendem Alter nachlassen!

Wenn Sie regelmäßig Yoga betreiben, stärken Sie Ihren gesamten Organismus. Je nach Übung wird der Blutstrom in bestimmte Organe gelenkt, die dadurch gekräftigt werden und sich regenerieren können. Überhaupt spielt eine gute Durchblutung eine wichtige Rolle für die Gesundheit und das Wohlbefinden.

Nach der Evolutionstheorie haben wir als Gattung auf allen vieren angefangen. In dieser Stellung liegt das Herz unter der Wirbelsäule und fast der gesamte Körper befindet sich in der Waagerechten. Somit ist es für den Kreislauf viel leichter, den Körper ausreichend mit Blut zu versorgen. Unsere Haltung hat sich im Laufe der Entwicklung aber geändert. Wir gehen jetzt aufrecht. Dem Gesetz der Schwerkraft zufolge wird der Kopf nun nicht mehr ausreichend durchblutet. Die Bauchmuskeln verlieren mit den Jahren an Elastizität, die Organe hängen nach unten und drücken aufeinander. Desgleichen wird die Muskulatur zwischen den Rippen, die mit dem Skelett verbunden ist, überfordert. Die Folge sind Magen- und Rückenschmerzen und andere Beschwerden. Auch die Beine werden in Mitleidenschaft gezogen. Sie fühlen sich schwer an und neigen zu Krampfadern. Kein Wunder, dass die umgekehrten Stellungen des Yoga, wie zum Beispiel der Kopfstand und die Kerze, eine reine Wohltat für den Körper sind. Und eine Übung wie der Baucheinzieher, täglich ausgeführt, ist unerlässlich für die Erhaltung der Gesundheit. Durch diese Übung werden nämlich die meisten Bauchorgane in ihre eigentliche Position gebracht, kräftig durchmassiert und damit gestärkt.

Durch die Anregung des Kreislaufs und des Stoffwechsels werden auch Beschwerden wie Verdauungsstörungen gebessert und schließlich ganz beseitigt. Schlacken und Giftstoffe können leichter ausgeschwemmt werden, was die Widerstandskraft gegen Krankheiten erhöht und eine zunehmende Vitalität zur Folge hat.

Viele Yoga-Übungen haben eine ausgesprochen positive Wirkung auf die Wirbelsäule. Dies ist besonders wichtig, da eine gerade und elastische Wirbelsäule Grundvoraussetzung für Konzentration und Entspannung ist. Auch die weit verbreiteten Haltungsschäden können durch Yoga behoben werden.

Die Wirbelsäule ist aber nur ein Teil des Ganzen. Keine Körperpartie ist unabhängig von der anderen. Alle Organe stehen in einer permanenten Wechselbeziehung zueinander. Jeder Vorgang im Körper löst eine Kettenreaktion aus. Bei seelischen oder körperlichen Belastungen ziehen sich zum Beispiel die Muskeln zusammen, die dadurch nicht mehr ungehindert arbeiten können. Dieses Zusammenziehen lähmt Sehnen und Bänder, die Gelenke werden steif. Das Ergebnis: Sie fühlen sich nicht wohl, haben keine Energie, sind gereizt, verkrampft, deprimiert und werden irgendwann krank. Der verhängnisvolle Kreis hat sich geschlossen. Durch Yoga können Sie diesen Teufelskreis durchbrechen! Für viele Krankheiten und Beschwerden gibt es spezielle Übungen, die Ihnen schon nach kurzer Zeit Linderung verschaffen. Und dabei gibt es keine unerwünschten Nebenwirkungen! Bevor Sie zu Medikamenten greifen, sollten Sie zuerst die entsprechenden Yoga-Übungen machen. Das gilt natürlich nur für kleinere Gesundheitsstörungen. Bei größeren Beschwerden sollte grundsätzlich ein Arzt zurate gezogen werden. Wenn Sie während der Übungen richtig atmen und sich entspannen, werden Sie bald feststellen, dass Yoga Ihnen nicht nur zu einem gesunden Körper verhilft, sondern auch Energie spendet. Und Yoga schenkt Ihnen Harmonie und Lebensfreude.

Ich selbst hatte früher fünfundzwanzig Pfund Übergewicht und war deprimiert. Ich lebte in einer Gemeinde hoch im Norden Kanadas zusammen mit meinen Kindern, alle drei unter fünf Jahren. Damals fühlte ich mich dauernd müde und lustlos. Die Kinder kränkelten, die Kontakte am Ort waren unbefriedigend und ich tat mir immer mehr Leid. Auch meiner Mutter blieben meine Probleme nicht verborgen. In einem Brief schrieb sie mir, wie gut ihr Yoga getan hatte, als sie in die Wechseljahre kam. Und sie drängte mich, Yoga doch auch für mich zu entdecken.

Ich habe es getan und es hat mein Leben vollkommen verändert. Durch die Yoga-Übungen und eine vernünftige Diät – viel Eiweiß, wenig Kohlenhydrate – verlor ich mein Übergewicht in drei Monaten. Meine Energie stieg von Tag zu Tag und ich schaute die Welt mit anderen Augen an. Meine Kinder profitierten davon, denn sie hatten wieder eine geduldige, liebevolle Mutter. Meinen Haushalt packte ich mit beiden Händen, mit Schwung und Konzentration an. Meine Haltung und mein Aussehen wurden besser. Ich fühlte mich hübscher und ich war es auch. Mein Körper wurde elastisch und kam in Form. Überall habe ich Zentimeter verloren, auch an den Innenseiten der Schenkel, die mir von jeher Kummer bereitet hatten. Die Leute sagten mir, ich sähe um Jahre jünger aus. Aber am schönsten war dieses Gefühl der Frische, des Lebendigseins, dieses Gefühl, hellwach zu sein, die Persönlichkeit zu entwickeln und das Leben voll zu bejahen.

Heute ist ein Tag ohne meine Yoga-Übungen für mich nicht mehr vollständig.

## Ernährung

Eine gesunde Ernährung setzt voraus, dass alle Nahrungsmittel so naturbelassen wie möglich verzehrt werden. Weißes Auszugsmehl sollten Sie vom Speiseplan streichen und durch Vollkornmehl ersetzen. Zum Süßen sollten Sie statt weißem, raffiniertem Zucker lieber Honig nehmen. Die Tagesmenge einer ausgewogenen Kost, die aus Milchprodukten, Fisch, Früchten, Gemüse und Getreideprodukten besteht, enthält bereits ausreichende Mengen an Kohlenhydraten. Eine zusätzliche Zufuhr von Kohlenhydraten (etwa in Form von Zucker) ist deshalb überhaupt nicht nötig. Gemüse sollte nur so lange gedämpft oder gedünstet werden, dass es noch schön knackig ist. Besser ist es allerdings, es roh zu essen. Ungeschälter Naturreis ist poliertem, weißem Reis in jedem Falle vorzuziehen. Nudeln und alle Backwaren sollten aus Vollkornmehl bestehen. Auch Nüsse, getrocknete Früchte und Joghurt sollten auf dem Speiseplan nicht fehlen. Bei Früchten, Gemüsen und Getreide ist darauf zu achten, dass sie möglichst aus biologischem Anbau stammen.

Grundsätzlich sollten Sie alle Lebensmittel meiden, die stark verarbeitet, also zum Beispiel raffiniert, sind (wie etwa Zucker oder Instant-Nahrung), künstliche Zusätze enthalten oder chemische Veränderungen erfahren haben. Dazu gehören zum Beispiel gehärtete Fette.

Für den Yogi ist der Körper der Tempel seiner Seele und somit trägt er die Verantwortung für dessen Gesunderhaltung. Weil nach seiner Anschauung der Körper nur dazu dient, den Geist zu beherbergen, muss alles vermieden werden, was den Geist schwerfällig und träge macht. Ein Yogi nimmt mehrmals am Tag ein paar kleine Bissen zu sich, jedoch nur, wenn er hungrig ist. Er kaut gründlich und isst sehr langsam. Er weiß, dass die Verdauung bereits im Mund beginnt. Solch eine kleine Mahlzeit kann aus Keimen und Sprossen, etwas Joghurt, einem Stückchen Käse, einer Banane oder getrockneten Früchten mit Nüssen bestehen. Ein Yogi nimmt niemals ein üppiges Mahl zu sich. Er hält Maß in allen Dingen. Er achtet immer darauf, dass seine Nahrung genügend Eiweiß enthält. Deshalb isst er oft Samen, Sojabohnen, Weizenkeime, Nüsse und Molkereiprodukte.

Eine ausgewogene Ernährung mit viel frischem Obst und Gemüse vertieft und unterstützt die positiven Auswirkungen der Yoga-Übungen auf Körper und Seele. Wenn Sie zusätzlich Ihr Gewicht reduzieren möchten, empfiehlt sich eine kalorienarme Diät, der genügend Vitamine und Mineralstoffe zugesetzt sind. Sie spielen im Stoffwechselprozess eine wichtige Rolle und sorgen für eine natürliche Entwässerung der Zellen.

## Wie man die Übungen macht

Jeder erwartet etwas anderes von Yoga. Dem einen liegt vielleicht seine Figur am Herzen. Der andere wünscht sich neue Energie, will ein paar Pfunde loswerden. Ältere Menschen wollen etwas gegen ihre Schmerzen tun. Sie wissen, irgendetwas muss geschehen, um wieder das Gefühl der Vitalität zu bekommen, um wieder zu schmecken, wie gut Essen und wie erholsam Schlaf sein können. Wenn man all diese Bedürfnisse zusammennimmt, ergibt sich der Oberbegriff *Gesundheit,* aber auch der Begriff *Arbeit.* Das Schöne an Yoga aber ist, dass man die Mühe, die man sich gibt, nicht als solche empfindet. Die Ergebnisse sind überwältigend, aber sie erschöpfen die Kräfte nicht. Auch nach anstrengenden und schier unmöglich wirkenden Yoga-Übungen haben Sie keinen Muskelkater, wenn Sie die nachstehenden Regeln befolgen. Um ein Maximum an Nutzen mit einem Minimum an Aufwand zu erreichen, richten Sie sich am besten nach diesen Grundsätzen:

### Zeit

Die günstigste Zeit für Yoga ist gleich nach dem Aufstehen oder vor dem Zubettgehen. Morgens ist der Körper zwar noch steif, aber die Übungen geben Ihnen Energie und bringen Sie gut durch den Tag. Abends fallen die Übungen leichter. Sie erfrischen, entspannen und sorgen für guten Schlaf.

### Ort

Am besten ist ein luftiger Ort, an dem Sie ungestört sind. Denn je mehr Sie sich auf jede Übung konzentrieren, desto besser gelingt sie. Die Unterlage darf nicht zu weich sein. Ein Teppich oder eine Decke reichen völlig aus.

### Hygiene

Wenn Sie Gicht oder Rheuma haben oder verspannt sind, sollten Sie vor den Übungen ein Bad nehmen. Leeren Sie Blase und Darm vor Übungsbeginn. Wenn Sie regelmäßig Yoga machen, werden Sie bald nicht mehr unter Verstopfung leiden. Die umgekehrten Stellungen fördern die Entleerung. Deshalb ist es ratsam diese Übungen an den Anfang zu stellen.

### Essen

Nach schwerem Essen bis zu zwei Stunden, nach einem leichten Imbiss bis zu einer Stunde keine Übungen machen. Ein Getränk davor schadet nicht.

*Für die Damen*

Sie können auch während der Periode Yoga machen, wenn Sie es nicht übertreiben und sich die Stärke der Blutung nicht plötzlich ändert. Lassen Sie aber umgekehrte Stellungen wie die Kerze aus. Während der ersten drei Monate der Schwangerschaft können Sie unbesorgt Yoga machen. Sprechen Sie aber in jedem Fall mit Ihrem Arzt darüber. Es gibt spezielle Übungen, die Ihnen die Geburt erleichtern: Sie kräftigen die Rückenmuskulatur und machen sie elastisch. Sie stärken den Beckenboden und lehren Sie die Tiefatmung.

*Hoher Blutdruck, Schwindelgefühl und Netzhautablösung*

Wer unter solchen Beschwerden leidet, muss unbedingt vorher einen Arzt konsultieren. Sie sollten anfangs keine der umgekehrten Stellungen wie die Kerze machen. Für Sie sind alle Übungen, bei denen der Rumpf nach vorn gebeugt wird, eine Wohltat. Da der Kopf normalerweise kaum durchblutet wird, ist ein leichtes Schwindelgefühl am Anfang kein Grund zur Besorgnis. Durch die umgekehrten Stellungen erweitern sich die Adern. Es kommt zu einem plötzlichen und heftigen Blutandrang im Kopf. Das kann anfangs zu leichten Kopfschmerzen und Schwindelgefühl führen.

*Yoga-Asanas (Stellungen)*

Es besteht kein Zweifel daran, dass Yoga Wunder wirken kann. Dabei sind Sie es, durch den die Wunder letzten Endes entstehen. Denn ohne Ihre Disziplin, ohne Ihren Glauben an das, was Sie tun, und ohne Ihre Ausdauer kann es keine Erfolge geben. Man kann Yoga falsch oder richtig machen. Oft ist es nur eine kleine Abweichung und die Übung wirkt nicht. Lesen Sie sich die Anweisungen gründlich durch. Manche Leute hören immer nur mit halbem Ohr zu und schenken sich das Ende der Ausführungen. Genauso unvollständig sehen dann die Übungen aus. Wie alt Sie auch sein mögen, Yoga kann Ihnen helfen, Ihre geheimen Träume in Bezug auf Ihren Körper zu erfüllen. Ob Sie sich Energie, Gesundheit, Schönheit oder eine bessere Haltung wünschen: Sie bekommen es, wenn Sie Yoga regelmäßig und vernünftig betreiben.

## Grundlegende Empfehlungen

1. **Machen Sie regelmäßig Yoga,** auch wenn Sie an manchen Tagen nur für ein paar Übungen Zeit haben. Wählen Sie dann die aus, von denen Sie ganz genau wissen, dass sie *Ihnen* gut tun. Wenn Sie zum Beispiel unter Stress stehen, machen Sie den Brustexpander. Wenn Sie Ihr Bauch stört, machen Sie die Pumpe. Betreiben Sie Yoga mit der gleichen Regelmäßigkeit wie Essen und Schlafen! Sie werden dafür mit Gesundheit und einer neuen Einstellung zum Leben belohnt.

2. **Lassen Sie sich Zeit**, gehen Sie ganz langsam in die Yoga-Stellungen. Nehmen Sie sich zehn bis fünfzehn Sekunden, bis Sie in die Endstellung kommen. Das ist besser für Ihren Körper und macht die Übung noch wirkungsvoller. Außerdem müssen Sie sie dadurch nicht so oft wiederholen.

**3. Verharren Sie in der Endstellung so lange,** bis es Ihnen unbequem wird. Die Belastung der Muskeln muss gesteigert werden, damit sie in Form bleiben. Als Anfänger sollten Sie etwa fünf Sekunden verharren, die Sie wöchentlich um weitere fünf Sekunden steigern. Durch das Verharren in einer Stellung haben Sie den gleichen Effekt, als wenn Sie die Übung immer wieder machen. Und so reicht es, die Übung nur dreimal anstatt zwanzigmal zu machen.

**4. Beenden Sie eine Stellung genauso langsam,** wie Sie sie begonnen haben. Wenn Sie sich zurückfallen lassen, verliert die Übung mindestens ein Drittel an Wert. Und es besteht zudem noch die Gefahr, dass Sie sich verletzen. Also: immer schön langsam!

**5. Erzwingen Sie nichts.** Machen Sie keine ruckartigen Bewegungen, nur um weiter oder tiefer zu kommen. Gehen Sie so weit, wie Sie können, und verharren Sie dort. Schmerzen sind ein Alarmsignal des Körpers. Überhören Sie es nicht. Halten Sie sofort inne. Wenn Sie sich zu schnell bewegen und der Schwung zu groß ist, laufen Sie Gefahr, das Alarmsignal zu überhören.

**6. Vergleichen Sie sich nie mit anderen!** Bei Yoga geht es um Ihren persönlichen Erfolg. Wenn Sie Ihre Yoga-Übungen regelmäßig machen, dann sind Sie jeden Tag ein bisschen besser als am Tag zuvor. Wenn Sie bis an die Grenzen Ihrer Möglichkeiten vordringen, erreichen Sie damit den gleichen Effekt, den eine tiefere Beugung bei jemandem hat, der eben gelenkiger ist. Bei Yoga ist nur der eigene Erfolg wichtig. Nach einiger Zeit beherrschen Sie Stellungen, die Sie sich nie zugetraut hätten.

**7. Konzentrieren Sie sich völlig** auf die Übung, die Sie gerade machen. Dann wird sie auch gut. Konzentration ist besonders für die Gleichgewichtsübungen nötig. Schnelle Bewegungen mit dem Kopf, Sprechen oder verlegenes Lachen, wenn Sie Ihr Gleichgewicht verloren haben, mindern die Wirksamkeit. Machen Sie ganz ruhig da weiter, wo Sie unterbrochen hatten. Und lassen Sie sich nicht von einem Gefühl der Entmutigung oder des Versagens ablenken. Führen Sie sich die Übung genau vor Augen, das stärkt die Konzentration. Und diese wiederum hilft Ihnen, die Übung besser zu machen. Bei der Stellung des Löwen stellen Sie sich vor, ein wilder Löwe zu sein. Ein anderes Mal sind Sie ein Kätzchen, das gerade aus seinem Nachmittagsschlummer geweckt wird. Dann haben Sie noch mehr Spaß an den Übungen!

**8. Ruhen Sie sich zwischen den Übungen aus.** Die Anziehungskraft von Yoga liegt in der Sanftheit. Müdigkeit oder Muskelkater müssen nicht sein. Halten Sie ab und zu inne, damit sich Ihre Muskeln wieder zusammenziehen können. Lassen Sie Ihrem Körper Zeit, sich an das Neue zu gewöhnen.

**9. Atmen Sie so normal wie möglich beim Verharren in einer Stellung.** Manche Leute glauben, sie müssten den Atem anhalten, während sie verzweifelt und verkrampft eine Stellung beibehalten. Das ist falsch. Yoga entspannt sogar während der Übungen. Gehen Sie so weit in eine Stellung, wie Sie es ohne Anstrengung und ohne Schmerzen schaffen. Entspannen Sie dort und atmen Sie dabei so normal wie möglich. Bei jedem Ausatmen werden Sie sich dann weiter auf die Übung einlassen können.

Für das Gelingen einer Übung spielt das richtige Atmen eine zentrale Rolle. Beachten Sie bitte die folgenden Faustregeln:

- Bei jeder Armhebung *ein*atmen.
- Bei jedem Hineingehen in eine Übung *aus*atmen.
- Bei jeder Anstrengung kräftig *aus*atmen!

Das heißt natürlich, dass Sie erst einatmen und dann den anstrengenden Teil der Übung mit der Ausatmung zusammen ausführen. Das gilt zum Beispiel für: Beckenstreckung (Punkt 5), Bogen (Punkt 4), Fisch (Punkt 2), Heuschrecke (Punkt 2), Kamel (Punkt 4), Kerze (Punkt 2), Knie- und Schenkelstreckung (Punkt 4), Pumpe (Punkt 3). Eine Ausnahme bildet die Kobra. *Ein*atmen beim Hineingehen, *aus*atmen beim Herauskommen aus der Stellung. Machen Sie sich zuerst mit dem Ablauf einer Übung vertraut, bevor Sie sich näher mit der Atemtechnik befassen.

## Kontrolle über die Atmung

Hatha-Yoga besteht aus drei Komponenten: den Übungen, der Reinigung des Körpers und der Atemkontrolle. Von diesen dreien geben die Yogis der Beherrschung der Atmung den Vorrang, denn die Luft ist für Körper, Seele und Geist die wichtigste Nahrung. In der Sprache der Yogis, dem

Sanskrit, wird die Beherrschung der Atmung *Pranayama* genannt. *Prana* bedeutet Atem oder Lebenskraft und *ayama* innehalten oder kontrollieren. Die Yogis glauben an eine unsichtbare kosmische Kraft um uns, an eine geheimnisvolle Quelle, die uns Leben spendet. Ohne *prana* wären wir tot. Je mehr wir davon haben, desto mehr Vitalität und Energie ist in uns. Durch das Beherrschen der Atemtechnik erhöhen wir unsere Lebensenergie. Wir werden wach und bewusst und lernen Selbstbeherrschung.

Wenn Sie ein wissenschaftliches Experiment mit sich selber anstellen würden, könnten Sie feststellen, dass Sie über einen Monat ohne feste Nahrung, eine Woche ohne Flüssigkeit und Schlaf, aber nur ein paar Minuten ohne Sauerstoff leben können. Auch wenn Sie sich ganz bewusst vornehmen, nicht mehr zu atmen (kleine Kinder machen das manchmal, um ihren Willen durchzusetzen): Sie würden das Bewusstsein verlieren und genau in diesem Augenblick wieder automatisch anfangen zu atmen. Es ist erstaunlich, wie stark unsere unbewusste Kontrolle der Atmung ist, ohne die wir unsere Gefühle nicht durch Lachen, Weinen, Juchzen und Seufzen ausdrücken könnten. Wie sehr das Atmen unsere Gefühlswelt beeinflusst, zeigt sich schon durch ganz einfache Beobachtungen. Wenn wir aufgeregt oder nervös sind, atmen wir viel schneller als im Ruhezustand. Umgekehrt kann man zur Beruhigung der Nerven ein paar tiefe Atemzüge machen. Richtig atmen beruhigt die gestresste Seele, erfrischt den Geist und verlängert das Leben.

Da das Herz nicht so oft schlagen muss, ist es gut für die Verdauung, erfrischt den Teint, reinigt das Blut und gibt neue Energie.

Um das alles genau zu verstehen, muss man etwas von den Atmungsvorgängen wissen. Der Sauerstoff erfüllt zwei wichtige Funktionen in unserem Körper: Jede der Milliarden von Zellen muss atmen, um sich mithilfe des Sauerstoffs zu erneuern und die verbrauchten Abfallstoffe (Kohlendioxid) auszuscheiden. Sauerstoff wird andererseits zur Umwandlung von Nahrung in Energie gebraucht. Je energiegeladener Sie sind, desto mehr Sauerstoff brauchen Sie wiederum.

Normalerweise holt sich der Körper beim Einatmen einen Viertelliter Sauerstoff, den er aus fünf Litern Luft pro Minute gewinnt. Die Lungen können fünf bis sechs Liter Luft fassen. Sie aber füllen Ihre Lungen, wie in diesem Augenblick, nur zu einem Fünftel.

Wir müssen also wieder lernen, wie man richtig atmet. Technisch gesehen geschieht Folgendes: Unsere Lunge dehnt sich aus und zieht sich zusammen wie ein Blasebalg, bis zu zwanzigmal in der Minute. Der Muskel, der für das Dehnen und Zusammenziehen verantwortlich ist, heißt Zwerchfell. Es hat die Form einer Kuppel. Indem es sich zusammenzieht, bläst es die Lungen auf und zieht dabei an der Zwischenrippenmuskulatur. Diese dehnt nun den Brustkasten, wodurch die Luft ganz tief in die Lungen gelangen kann. Damit sich das Zwerchfell zusammenzieht, muss man den Bauch herausdrücken. Leider machen die meisten Leute das Gegenteil beim Einatmen. Sie ziehen den Bauch ein und das ist vollkommen falsch.

Richtiges Atmen kann man lernen und die folgenden Ratschläge sollten auch bei allen Atemübungen befolgt werden:

1. Atmen Sie immer durch die Nase. Sie hat die Funktion eines Filters: Die Luft wird auf ihrem Weg durch die Nase erwärmt, befeuchtet und von Verunreinigungen befreit. Ein berühmter Yogi sagte einmal: „Der Mund ist zum Essen und Küssen da, die Nase zum Atmen.“
2. Sitzen Sie immer vollkommen aufrecht, damit der Brustkasten auf keinen Fall eingeengt ist. Asthmatikern empfehle ich die Fischstellung, bei der der Kopf weit zurückgeworfen wird, um den Atmungsvorgang zu erleichtern.
3. Machen Sie Ihre Atemübungen im Freien oder am offenen Fenster.
4. Zehn Minuten Tiefatmung am Tag lohnen sich. Sie schaffen Energie, Ausgeglichenheit und Heiterkeit.
5. Wenn Sie den Atem anhalten, sperren Sie ihn, indem Sie Ihren Kopf nach vorn beugen und Ihr Kinn fest gegen das Schlüsselbein drücken. Wenn die Zeit des Atemstaus vorüber ist, meist nach fünf Sekunden, heben Sie Ihren Kopf und atmen aus.
6. Versuchen Sie, geräuschlos zu atmen. Nur bei der Reinigungs- und Kühlungsatmung darf man ein zischendes Geräusch hören.
7. Körperbewegung und Atmung sollten im gleichen Rhythmus erfolgen, sanft und langsam. So ist die Wirkung am größten.
8. Konzentrieren Sie sich beim Einatmen ganz auf das Ausdehnen von Brustkorb und Bauch.
9. Ziehen Sie beim Ausatmen den Bauch so weit wie möglich ein, um dadurch die verbrauchte Luft auszustoßen.

# Die Yoga-Asanas

## Armhebung

### Wofür die Übung gut ist

Die Armhebung

- festigt wabbelige Unterarme
- stärkt und festigt die Brustmuskulatur
- schafft Erleichterung bei verspannten Schultern

### Ausführung

**1.** Setzen Sie sich bequem in den Schneidersitz.

**2.** Heben Sie Ihre Hände in Schulterhöhe, die Handflächen nach oben, die Finger in Richtung Hals und die Ellbogen nach außen. Ihre Arme bilden eine gerade Linie, parallel zum Busen. *(Abb. 1)*

**3.** Heben Sie jetzt ganz langsam Ihre Hände, indem Sie sich gegen die Bewegung wehren, bis Ihre Hände ganz oben sind. *(Abb. 2)*

**4.** Strecken Sie die Arme aus und senken Sie jetzt Ihre Hände wieder mit dem gleichen Gegendruck. Atmen Sie so normal wie möglich.

**5.** Wiederholen Sie die Übung drei- bis fünfmal.

#### SO IST ES RICHTIG

- Stellen Sie sich vor, sie müssten ganz langsam ein schweres Gewicht über Ihren Kopf heben. Das hilft Ihnen dabei, die Übung richtig auszuführen. Und genauso langsam müssen Sie es wieder senken. Stellen Sie sich vor, das Gewicht würde Sie sonst zerquetschen. Drücken Sie ganz fest dagegen, sodass die Sehnen der Arme und Finger hervortreten. Ruhen Sie, wenn Sie wollen, zwischen den Übungen aus und atmen Sie normal. Halten Sie sich immer vor Augen: Wenn Sie gerade viel abgenommen haben oder abnehmen wollen, zeigen sich die verräterischen Spuren davon besonders deutlich unter den Armen.

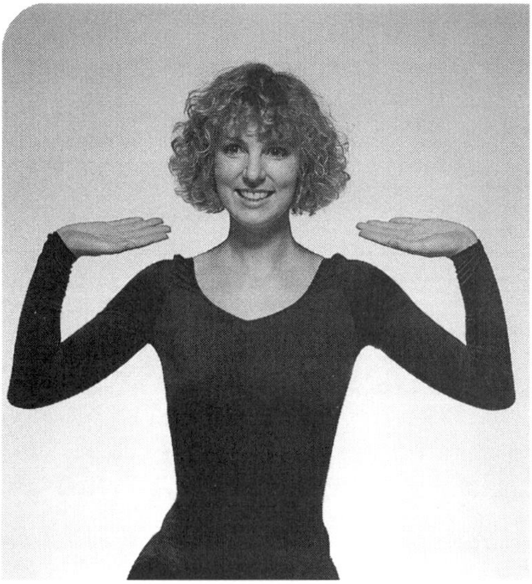

Abb. 1

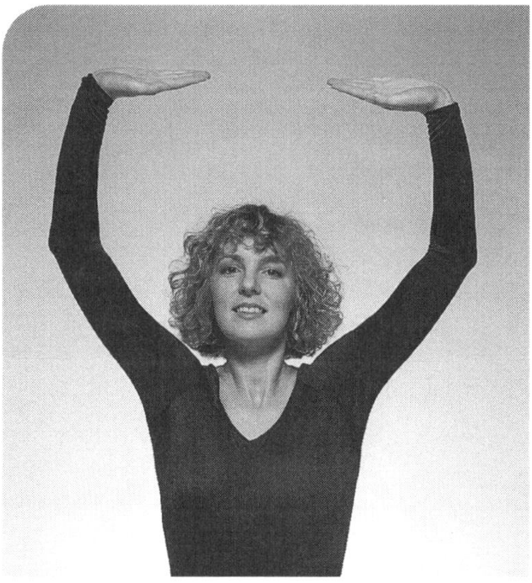

Abb. 2

# Arm- und Beinstreckung (Virabhadrasana)

### Wofür die Übung gut ist

**Die Arm- und Beinstreckung**

- dehnt und strafft die gesamte Vorderseite des Körpers
- fördert und verschönt die Körperhaltung, da sie das Gleichgewicht entwickelt
- hilft bei Verspannungen des Rückens und der Schenkel
- ist eine äußerst angenehme Massage für die Rückenwirbel durch die sanfte Rückwärtsstreckung
- dehnt den Brustkasten

### Ausführung

1. Stellen Sie sich aufrecht hin, die Fersen geschlossen, die Zehen leicht nach außen gerichtet.

2. Heben Sie ganz langsam den rechten Arm, bis die Hand über Ihrem Kopf ist. Der Ellbogen ist gestreckt.

3. Beugen Sie Ihr linkes Bein und bringen Sie es nah ans Gesäß. Verlagern Sie Ihr Gewicht auf den rechten Fuß.

4. Umfassen Sie mit der linken Hand Ihren linken Fuß. *(Abb. 3)*

5. Beugen Sie sich jetzt von der Taille aus nach hinten, indem Sie zur gleichen Zeit an Ihrem Fuß ziehen und den rechten Arm, so weit es die Balance erlaubt, nach hinten bewegen. Lassen Sie Ihren Kopf nach hinten fallen. Wichtig ist, dass Sie sich dabei nicht verkrampfen, sondern ganz locker bleiben. *(Abb. 4)*

6. Verharren Sie fünf Sekunden lang in dieser Stellung und steigern Sie diese Zeit um weitere fünf Sekunden pro Woche.

7. Machen Sie diese Übung mit dem anderen Bein und wiederholen Sie sie dann dreimal auf jeder Seite.

### SO IST ES RICHTIG

- Wenn Sie Schwierigkeiten mit der Balance haben, dann üben Sie erst die einfachen Gleichgewichtsstellungen wie den Baum.
- Konzentrieren Sie sich stark bei dieser Übung. Das hilft Ihnen die Balance zu halten. Wie bei allen Yoga-Übungen, sollten Sie sich auch hier ganz langsam bewegen. Schließen Sie bei dieser Übung nicht die Augen.

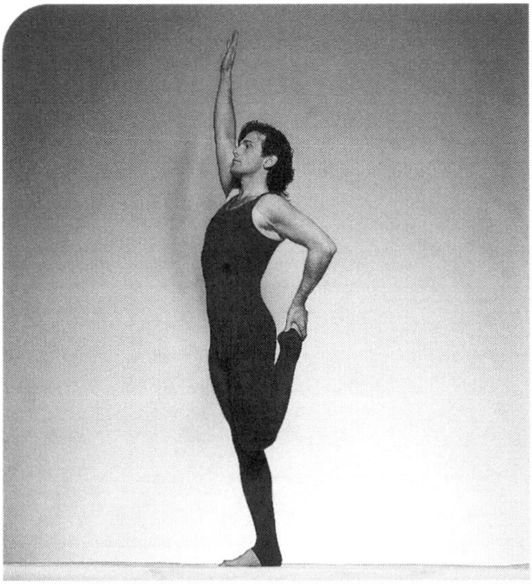

**Abb. 3**

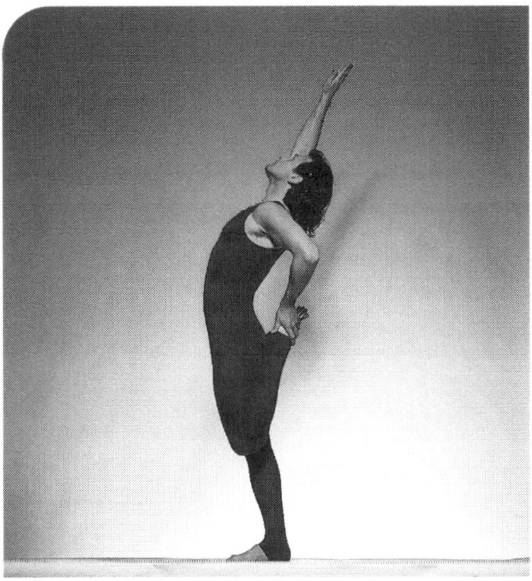

**Abb. 4**

# Aufsetzen

### Wofür die Übung gut ist

**Das Aufsetzen**

- stärkt ganz behutsam den Rücken
- ist eine der besten Übungen, um die Bauchmuskulatur zu kräftigen und zu straffen
- festigt und strafft das Gesäß

### Ausführung

1. Legen Sie sich auf den Rücken. Die Knie sind nur so weit angewinkelt, dass die Fußsohlen noch flach auf dem Boden stehen.

2. Legen Sie Ihre Hände auf die Schenkel. *(Abb. 5)*

3. Heben Sie ganz langsam Ihren Kopf und Ihren Oberkörper, bis er etwa einen Winkel von dreißig Grad bildet. Ihre Hände gleiten dabei an den Oberschenkeln kniewärts. Entsprechend Ihrer Armlänge sollten Ihre Fingerspitzen gerade die Kniekappen berühren.

4. Verharren sie fünf bis dreißig Sekunden lang in dieser Pose. *(Abb. 6)*

5. Gehen Sie langsam mit Ihrem Oberkörper wieder zum Boden zurück. Entspannen Sie sich.

6. Wiederholen Sie diese Übung drei- bis fünfmal.

**SO IST ES RICHTIG**

- Heben Sie den Oberkörper nicht höher als dreißig Grad. Wenn Ihnen die Übung zu leicht gelingt, das heißt, wenn die Muskeln im Unterleib dabei nicht angespannt werden, haben Sie die Übung sicher falsch gemacht.
- Atmen Sie dabei so normal wie möglich.
- Das Aufsetzen ist eine ganz ausgezeichnete Übung, um den Bauch, ja sogar einen dicken Bauch in Form zu bekommen und zu straffen. Leider sind alle Übungen für den Bauch anstrengend. Bei regelmäßiger Wiederholung lassen sich aber schnelle und gute Erfolge erzielen.

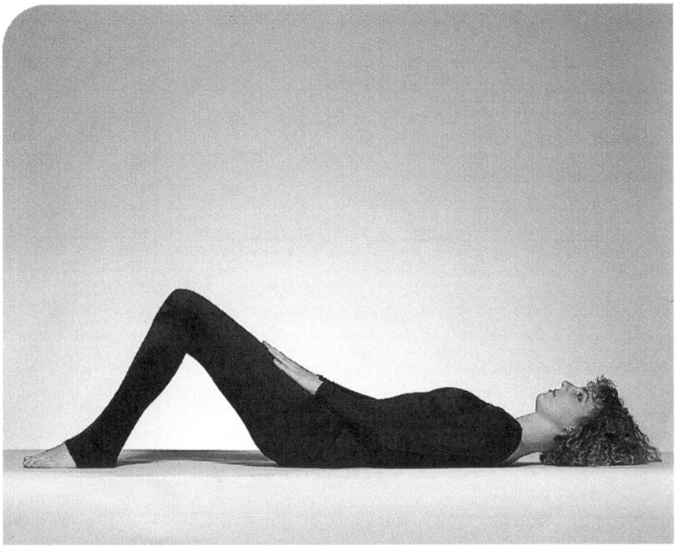

Abb. 5

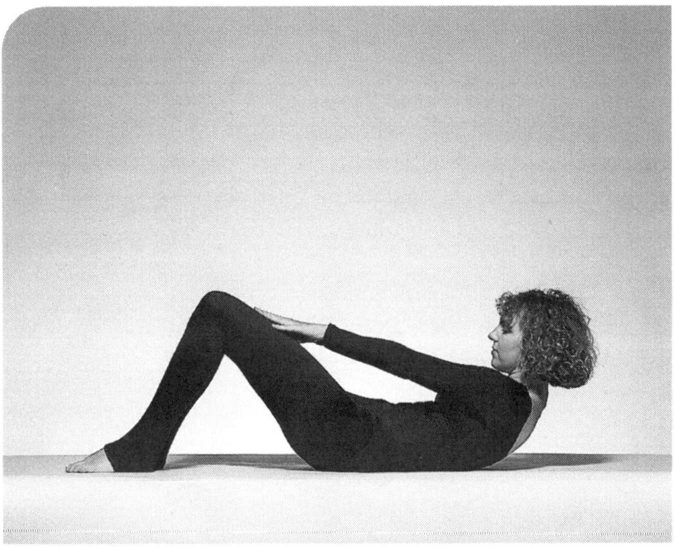

Abb. 6

## Baucheinzieher (Uddiyana Bandha)

### Wofür die Übung gut ist

**Der Baucheinzieher**

- stärkt und festigt die Bauchmuskulatur
- macht eine schlanke Taille
- sorgt für eine regelmäßige Verdauung, schafft Abhilfe bei Verstopfung durch Anregung der Darmperistaltik
- kräftigt und massiert die Organe und Drüsen des Unterleibs
- fördert die Durchblutung der gesamten Bauchgegend und wirkt sich somit positiv auf Verdauung und Stoffwechsel aus

### Ausführung

1. Knien Sie sich hin.

2. Beugen Sie sich nach vorn, legen Sie Ihre Hände auf den Boden. Verlagern Sie Ihr ganzes Gewicht darauf.

3. Atmen Sie tief ein und ganz tief aus. Atmen Sie nun während der ganzen Übung nicht mehr. Es ist außerordentlich wichtig, dass keine Luft mehr im Körper ist.

4. Entspannen Sie den Bauch und ziehen Sie ihn so tief ein und hoch, als wollten Sie mit dem Nabel die Wirbelsäule berühren. Dadurch entsteht eine tiefe Einbuchtung. *(Abb. 7)*

5. Behalten Sie eine Sekunde lang diesen Einzug des Bauches bei, und lassen Sie den Bauch dann plötzlich herausschnellen. *(Abb. 8)*

6. Ziehen Sie ganz schnell den Bauch wieder ein und hoch. Das Hochziehen sollte so stark sein, dass es die Halsmuskulatur anspannt.

7. Nach einer Sekunde lassen Sie den Bauch plötzlich wieder herausschnellen.

8. Wiederholen Sie dieses Einziehen und Herausschnellen des Bauches drei- bis fünfmal, während Sie die Luft anhalten.

9. Entspannen Sie sich und schnappen Sie nach Luft. Wenn Sie nach der Übung ausatmen müssen, haben Sie sie falsch gemacht.

10. Machen Sie diese Übung dreimal hintereinander. Wenn Sie Verdauungsschwierigkeiten oder eine ausgeleierte Bauchmuskulatur haben, machen Sie die gesamte Übung dreimal täglich.

### SO IST ES RICHTIG

■ Achten Sie darauf, dass Ihre Lungen leer sind, bevor Sie den Bauch einziehen. Das erfordert ein bisschen Übung, weil die Neigung zum Einatmen besteht, wenn man den Bauch einzieht. Der gesamte Turnus des drei- bis fünfmal Bauchschnellens muss innerhalb einer einzigen Atempause gemacht werden.

■ Achten Sie darauf, dass Ihr Bauch ganz entspannt ist, damit die tiefe Einbuchtung besser gelingt.

■ Steigern Sie diesen Turnus auf zehnmal während einer einzigen Atempause, aber gehen Sie dabei schrittweise vor (einmal mehr pro Woche).

■ Lassen Sie sich nicht davon entmutigen, wenn Ihr Bauch dick ist und Sie überhaupt keine Einbuchtung wahrnehmen können. Es dauert ein Weilchen, bis man es zu diesem ausgezehrten Aussehen bringt. Aber Sie werden es schaffen.

### Variationen

**1.** Stellen Sie sich gerade hin, die Füße etwa dreißig Zentimeter auseinander.

**2.** Beugen Sie sich nach vorn, und legen Sie die Hände genau über die Knie. Verlagern Sie Ihr ganzes Gewicht darauf.

**3.** bis **10.** wie oben beschrieben.

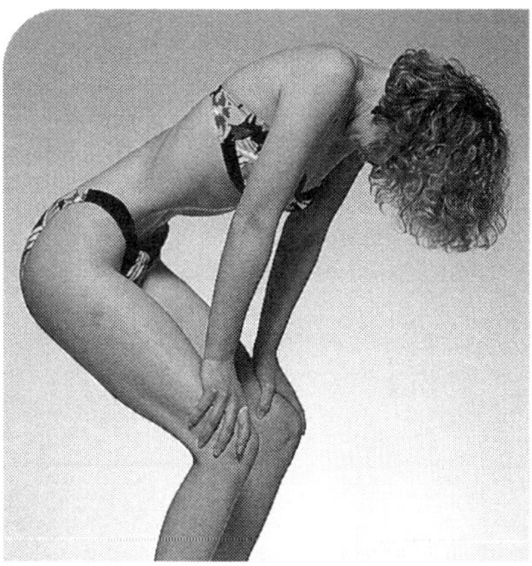

**Abb. 7**

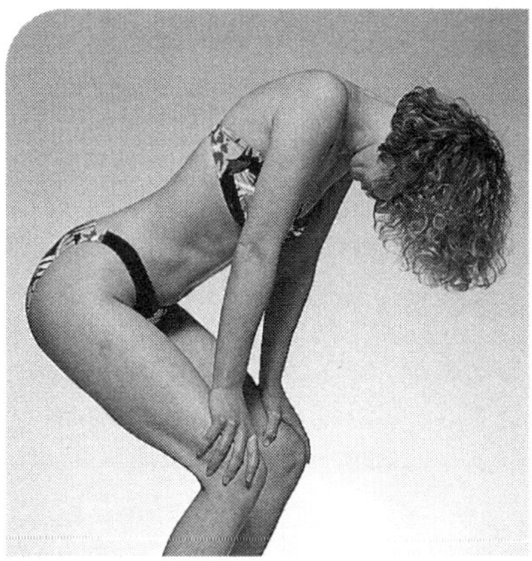

**Abb. 8**

# Baum (Vrksasana)

### Wofür die Übung gut ist

**Der Baum**

- fördert die Durchblutung der unteren Extremitäten
- macht die Haltung durch Verbesserung des Gleichgewichts graziöser
- verbessert die Körperhaltung insgesamt, denn der Körper muss bei dieser Übung eine kerzengerade Linie bilden, um das Gleichgewicht nicht zu verlieren.
- kräftigt die Beinmuskulatur

### Ausführung

1. Stellen sie sich mit geschlossenen Füßen hin. Die Arme sind seitlich ausgestreckt.

2. Knicken Sie Ihr rechtes Bein ein und bringen Sie die Fußsohle an Ihren linken Schenkel.

3. Gehen Sie mit der Ferse so weit wie möglich zum Schritt hoch und lassen Sie sie dort. Das Knie zeigt zur Seite. *(Abb. 9)*

4. Legen Sie die Handflächen aufeinander und heben Sie Ihre Hände ausgestreckt über dem Kopf. *(Abb. 10)*

5. Balancieren Sie so lange wie möglich und atmen sie schön tief.

6. Senken Sie Fuß und Hände ganz langsam und entspannen Sie sich.

7. Wiederholen Sie die Übung mit dem linken Fuß.

8. Wiederholen Sie die Übung zweimal pro Seite.

**SO IST ES RICHTIG**

- Stützen Sie Ihren Fuß mehr auf die Vorderseite des Oberschenkels, dann gleitet er nicht so leicht ab.
- Üben Sie Ihr Gleichgewicht erst, indem Sie die Arme seitlich ausgestreckt halten.
- Kommen Sie nicht zu schnell aus der Stellung heraus.
- Ebenso wie die Muskeln bedarf auch der Gleichgewichtssinn der Übung, um zu funktionieren. Nur klappt es mit dem Balancieren schneller. Machen Sie diese Gleichgewichtsübung, wann immer Sie können, zum Beispiel beim Telefonieren.

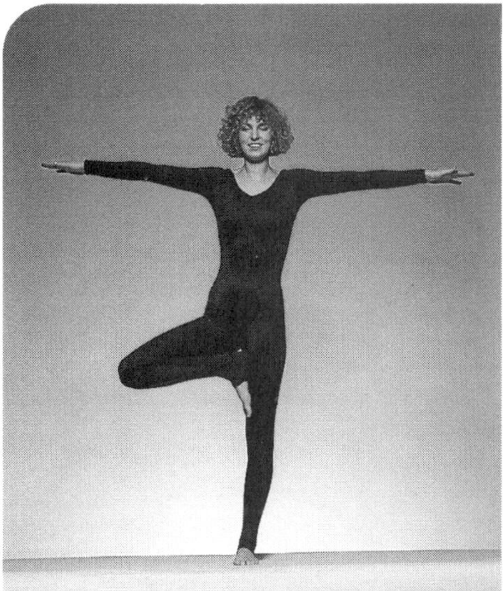

Abb. 9

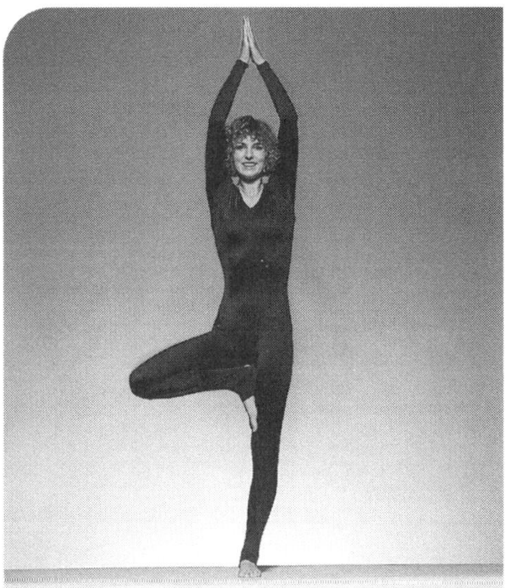

Abb. 10

# Beckenstreckung (Supta Virasana)

## Wofür die Übung gut ist

**Die Beckenstreckung**

- beseitigt Verspannungen
- streckt und festigt Schenkel, Hüften und Bauch
- stärkt Rücken und Beine
- regt die Funktionen der Drüsen und der Unterleibsorgane an
- entwickelt die Brustmuskulatur und weitet den Brustkasten
- verbessert die Haltung
- verringert die Fettpolster an der Rückseite der Schenkel und festigt sie
- streckt und entspannt Füße und Fußknöchel

## Ausführung

1. Knien Sie sich mit geschlossenen Füßen auf die Fersen. *(Abb. 11)*

2. Legen Sie die rechte Hand hinter sich auf den Boden. Die Finger zeigen nach hinten, die Ellbogen sind dabei durchgedrückt.

3. Legen Sie die linke Hand entsprechend auf die andere Seite. Beide Hände ruhen jetzt in gerader Linie von den Schultern auf dem Boden.

4. Lassen Sie Ihren Kopf nach hinten hängen. *(Abb. 12)*

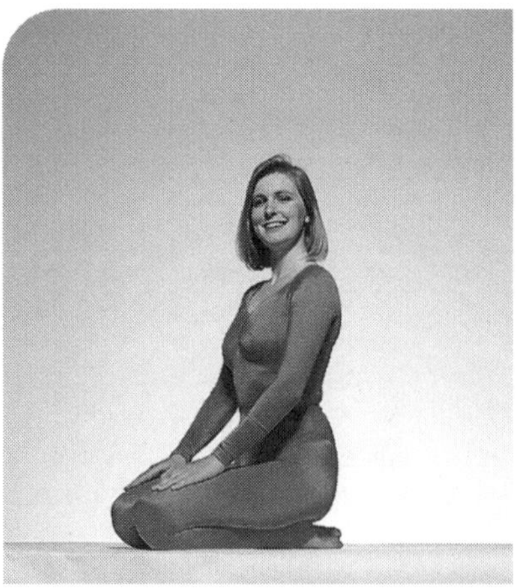

**Abb. 11**

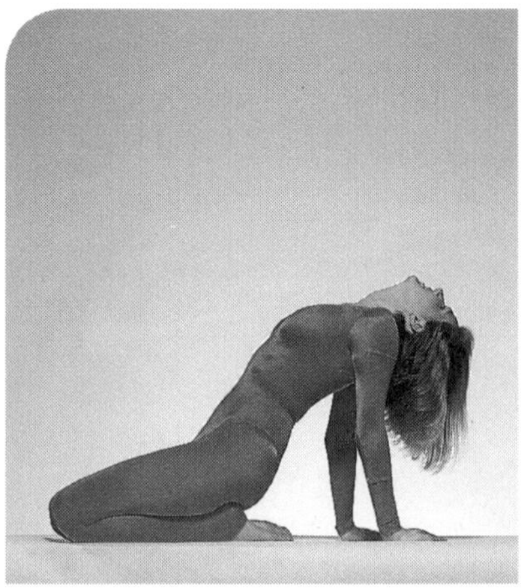

**Abb. 12**

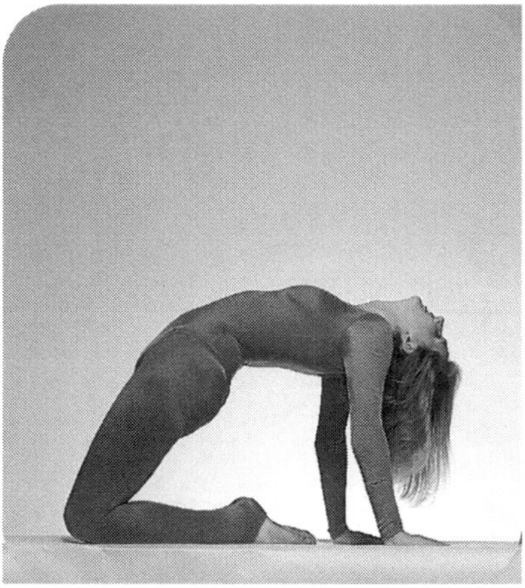

**Abb. 13**

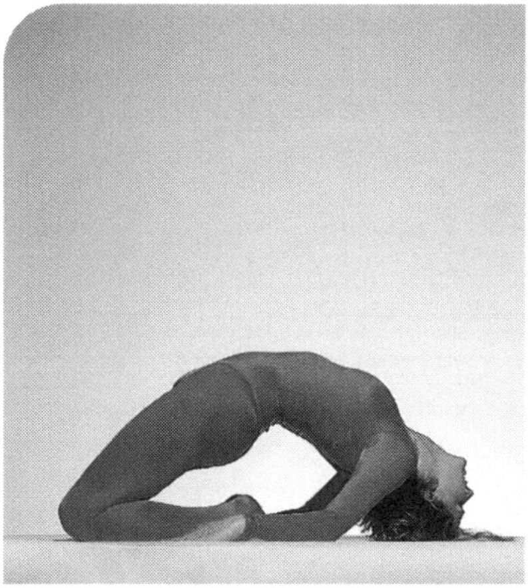

**Abb. 14**

**5.** Drücken Sie jetzt Ihr Becken vor und hoch, so weit Sie können. Verharren Sie fünf bis dreißig Sekunden lang in dieser Stellung. *(Abb. 13)*

**6.** Senken Sie Ihr Becken langsam und gehen Sie in die Stellung des „Zusammengerollten Blattes". Der Kopf ruht auf dem Boden, die Brust ist gegen die Knie gedrückt, das Gesäß ruht auf den Fersen, die Arme liegen am Körper.

**7.** Wiederholen Sie die Übung, indem Sie versuchen, die Hände weiter nach hinten zu legen. Und gehen Sie anschließend wieder in die Pose des „Zusammengerollten Blattes". *(Abb. 14)*

**8.** Machen Sie diese Übung insgesamt dreimal.

### SO IST ES RICHTIG

■ Vergessen Sie nicht, Ihr Becken nach oben zu drücken. Ihr Gesäß darf nicht mehr auf den Fersen ruhen. Ihre gesamte Vorderseite sollte einen Bogen beschreiben. Jedes Mal nach dieser Übung sollten Sie Ihren Körper nach vorn beugen, um die extreme Beugung nach rückwärts auszugleichen. Mit der Zeit werden Sie es schaffen, sich auf Ihre Ellbogen und Schultern aufzustützen. Diese Asana kann sich heilsam auf viele Frauenleiden auswirken.

# Beinüberschlag (Krokodil) (Jatara Parivartanasana)

**Wofür die Übung gut ist**

**Das Krokodil**

- baut Fettpolster ab
- massiert Leber, Bauchspeicheldrüse, Milz und fördert ihre Funktionen
- fördert die Verdauung und schafft Erleichterung bei Gastritis (Magenschleimhautentzündung)
- festigt die Unterleibsorgane
- baut Stauungen im unteren Teil des Rückens und an den Hüften ab

**Ausführung**

1. Legen Sie sich auf den Rücken, die Arme zur Seite gestreckt.

2. Heben Sie langsam Ihr durchgedrücktes linkes Bein, bis es senkrecht nach oben zeigt. *(Abb. 15)*

3. Führen Sie das Bein nach rechts über den Körper hinweg und versuchen Sie, mit den Füßen auf den Boden zu kommen.

4. Achten Sie darauf, dass beide Schultern fest auf dem Boden liegen bleiben, selbst wenn Sie dabei mit Ihrer linken Hand nach einem Stuhlbein geifen müssen.

5. Wenn Sie mit Ihrem Bein so weit Sie konnten in Richtung Boden sind, drehen Sie Ihren Kopf nach links. *(Abb. 16)*

6. Verharren Sie so fünf bis zwanzig Sekunden.

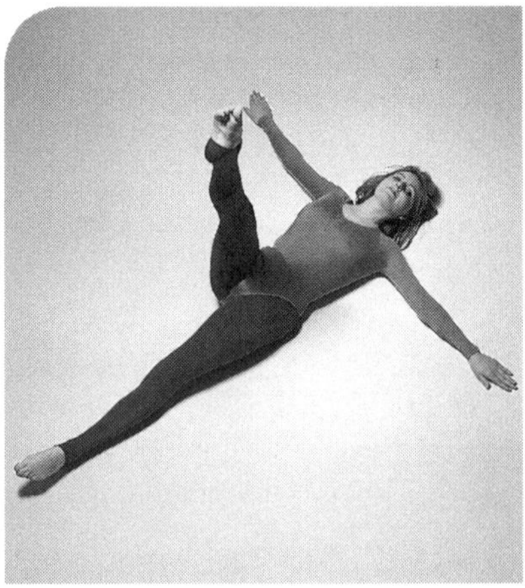

**Abb. 15**

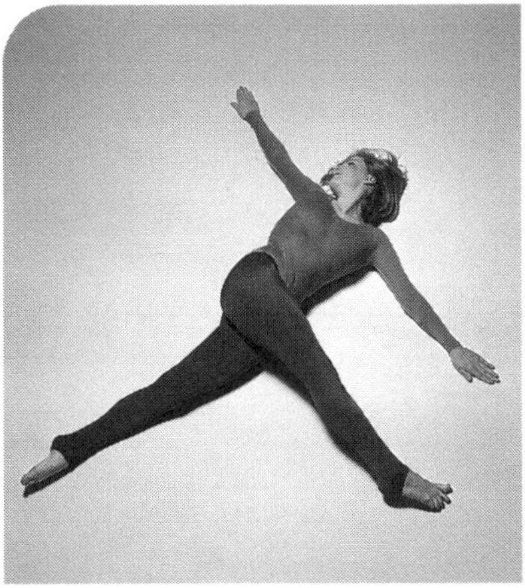

**Abb. 16**

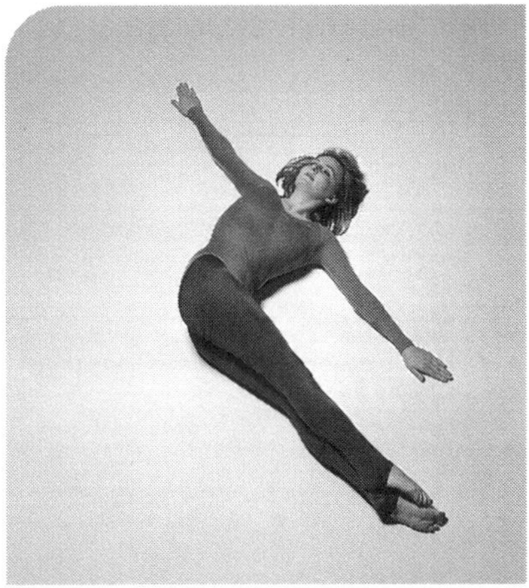

**Abb. 17**

**7.** Heben Sie Ihr Bein ganz langsam wieder hoch und bringen Sie es in die Ausgangslage zurück.

**8.** Machen Sie das Gleiche mit dem anderen Bein.

**9.** Wiederholen Sie die Übung mit beiden Beinen parallel. *(Abb. 17)*

### Variation

Winkeln Sie Ihre Beine an und senken Sie sie dann zur Seite.

### SO IST ES RICHTIG

- Rollen Sie nicht auf die Seite, auf die Sie Ihr Bein bringen. Bleiben Sie mit beiden Schultern fest auf dem Boden, dadurch entsteht eine Seitwärtsdrehung für die Wirbelsäule.
- Drehen Sie den Kopf immer in die Gegenrichtung des Beines.
- Diese Übung ist so sanft, dass sie gefahrlos auch von älteren Menschen ausgeführt werden kann. Mit einem Minimum an Kraftaufwand wird die Wirbelsäule maximal gedehnt.

# Berg (Parvatasana)

### Wofür die Übung gut ist

**Der Berg**

- beruhigt das Nervensystem
- fördert die Verdauung und verhindert Verstopfung
- formt und festigt die Bauchmuskulatur und den Rumpf
- stärkt die Wirbelsäule
- stärkt die Lungen und reichert das Blut mit Sauerstoff an
- baut Spannungen ab

### Ausführung

1. Setzen Sie sich bequem, aber mit vollkommen geradem Rücken in den Schneidersitz.

2. Legen Sie die Handflächen vor Ihrer Brust zusammen, als ob Sie beteten. *(Abb. 18)*

3. Drücken Sie die Handflächen vor Ihrer Brust gegeneinander und strecken Sie dabei die Arme über den Kopf. *(Abb. 19)*

4. Damit Sie sich noch ein bisschen recken: Stellen Sie sich vor, Sie wollten mit Ihren Fingerspitzen den Himmel erreichen. *(Abb. 20)*

5. Verharren Sie so fünf bis dreißig Sekunden. Atmen Sie normal.

6. Senken Sie die Hände wieder ganz langsam.

7. Entspannen Sie sich.

8. Diese Übung können Sie auch als Atemübung ausführen.

**SO IST ES RICHTIG**

- Halten Sie Ihren Rücken bei dieser Übung ganz gerade, damit er heilsam gedehnt wird.
- Halten Sie nicht den Atem an.
- Bei dieser Übung trügt der Schein. Manche Spötter mussten zugeben, dass sie schwerer ist, als sie aussieht. Wenn das Strecken richtig ausgeführt wird, wirkt diese Übung ausgesprochen entspannend.

Abb. 18

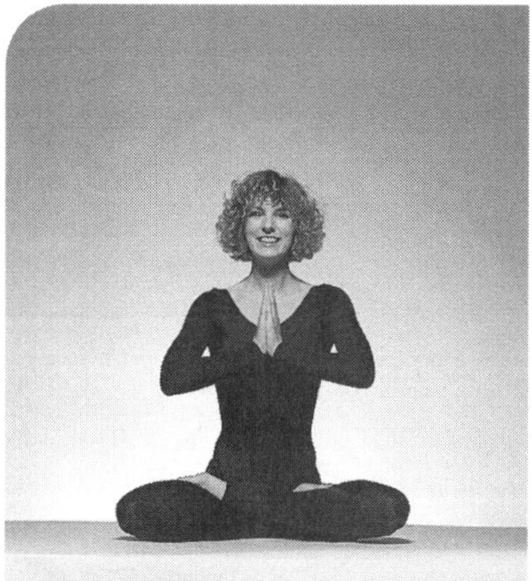

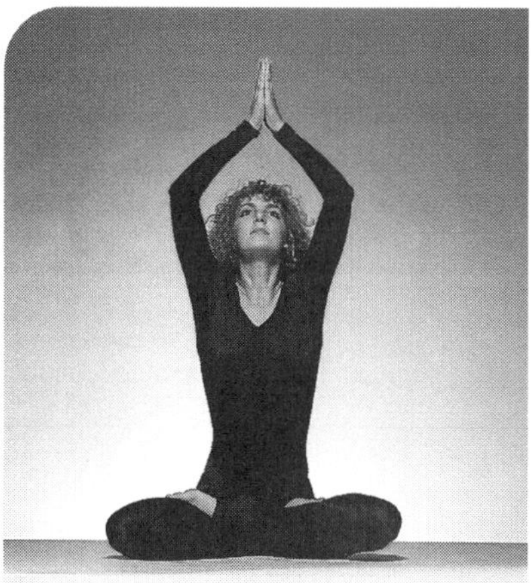

Abb. 19

Abb. 20

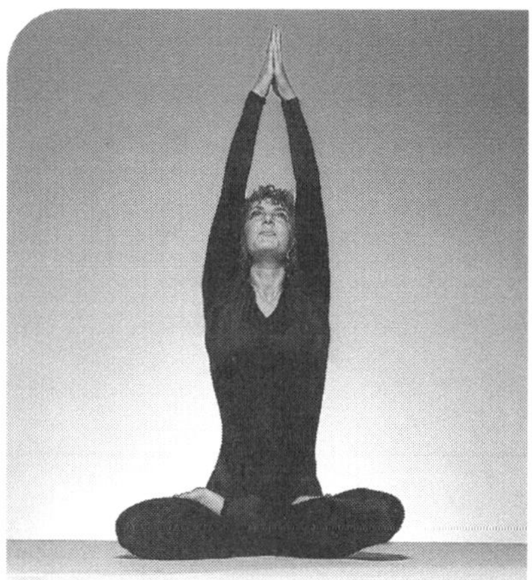

## Bogen (Dhanurasana)

### Wofür die Übung gut ist

**Der Bogen**

- schafft Schmerzerleichterung bei Bandscheibenschäden
- formt und festigt Muskeln in Bauch, Armen, Beinen und Rücken
- entwickelt und festigt den Brustkorb und die Brustmuskulatur
- stärkt die Wirbelsäule und macht sie gelenkig
- reduziert die Fettpolster an Hüften und Gesäß
- fördert die Verdauung
- verbessert die Haltung

### Ausführung

1. Legen Sie sich bäuchlings auf den Boden. Die Arme liegen am Körper.

2. Winkeln Sie Ihre Knie an und bringen Sie die Füße so nah wie möglich an Ihr Gesäß.

3. Fassen Sie Ihre Knöchel, erst den einen, dann den anderen. *(Abb. 21)*

4. Heben Sie Ihre Knie vom Boden hoch, indem Sie die Knöchel von den Händen wegziehen. Ihre Hände halten zwar immer noch die Knöchel ganz fest, aber durch das Wegziehen gelingt es Ihnen besser, die Knie vom Boden zu erheben als durch ein Herunterziehen.

5. Heben Sie gleichzeitig den Kopf. *(Abb. 22)*

6. Verharren Sie anfangs fünf bis zehn Sekunden lang in dieser Stellung und steigern Sie sich mit fünf Sekunden pro Woche mehr bis zu dreißig Sekunden. Atmen Sie so normal wie möglich dabei.

7. Gehen Sie ganz langsam in die Ausgangsstellung. Entspannen Sie sich und ruhen Sie ein bisschen aus.

8. Wiederholen Sie die Übung zweimal.

**SO IST ES RICHTIG**

- Kommen Sie ganz langsam aus der Stellung heraus. Ziehen Sie die Knöchel hoch und weg, nicht herunter, um die störrischen Knie vom Boden hochzubekommen. Lassen Sie sich nicht zurückschnellen, sonst ist ein Drittel der Wirkung verloren. Diese Übung sollte ein tägliches Muss in Ihrem Tagesprogramm werden!

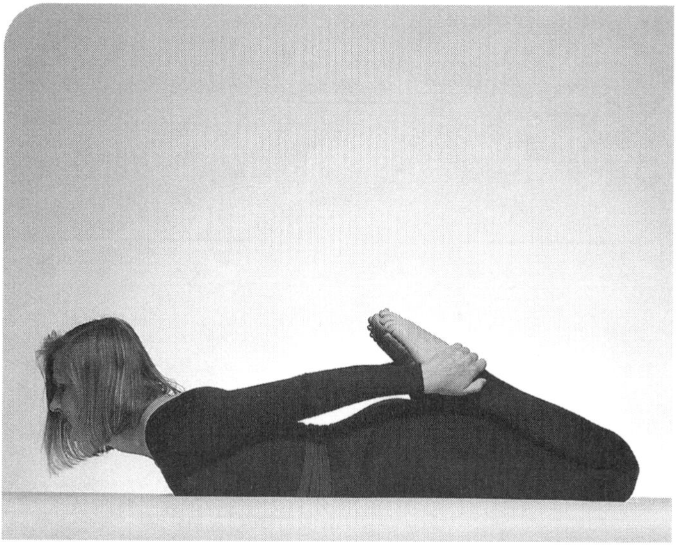

Abb. 21

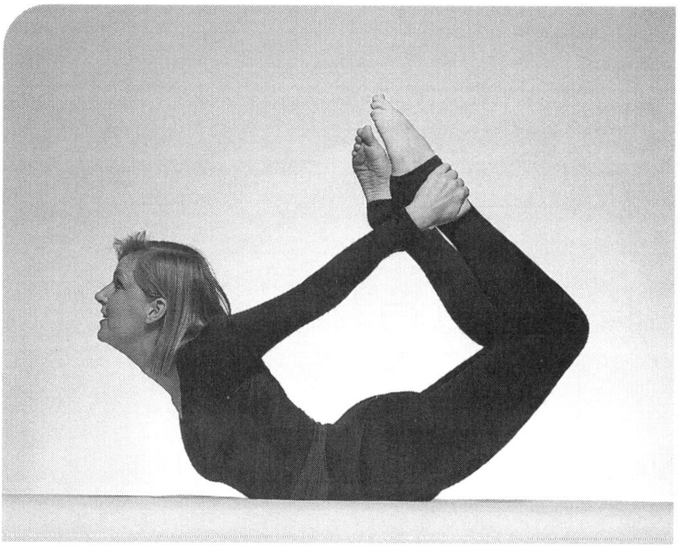

Abb. 22

# Brunnen (Virabhadrasana)

### Wofür die Übung gut ist

**Der Brunnen**

- strafft und baut Fettpolster an den Hüften ab
- macht die Taille schlanker
- fördert die Durchblutung der Arme
- dehnt den Körper an beiden Seiten
- entspannt

### Ausführung

**1.** Stellen Sie sich mit leicht geöffneten Füßen hin. Falten Sie die vorn herabhängenden Hände.

**2.** Erheben Sie langsam die gefalteten Hände über den Kopf und beugen Sie sich von der Taille aus rückwärts, so weit Sie können. Verharren Sie so ein paar Sekunden lang. *(Abb. 23)*

**3.** Beschreiben Sie nun aus der Taille heraus einen Kreis mit Ihrem Körper, indem Sie sich zuerst nach links, nach vorn, dann nach rechts beugen. Verharren Sie in jeder Beuge ein paar Sekunden lang. *(Abb. 24 und Abb. 25)*

**4.** Entspannen Sie sich und ziehen Sie dann den Kreis andersherum. Atmen Sie so normal wie möglich. Wiederholen Sie die Übung in beiden Richtungen je zwei Mal.

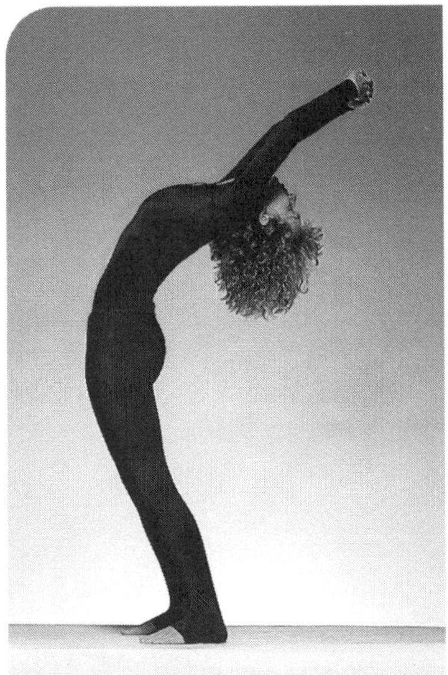

**Abb. 23**

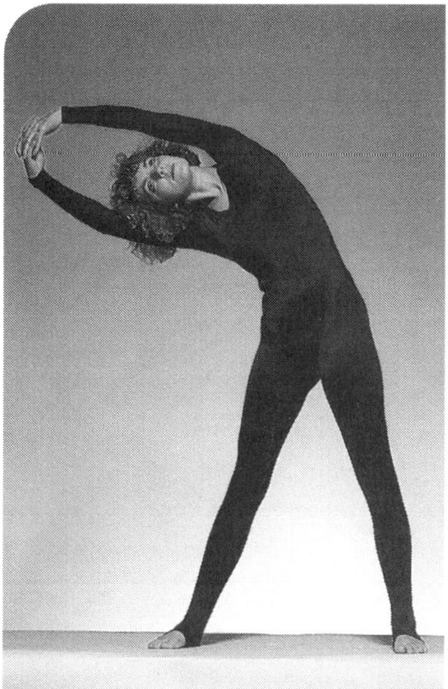

Abb. 24

## Variationen

**1.** Machen Sie die Übung genau wie oben beschrieben, nur stellen Sie sich jetzt dabei auf die Zehen.

**2.** Machen Sie die Übung ohne das Verharren in einer durchgehenden sehr langsamen Bewegung.

**3.** Vergrößern Sie die Kreise, die Sie mit Ihrem Körper ziehen.

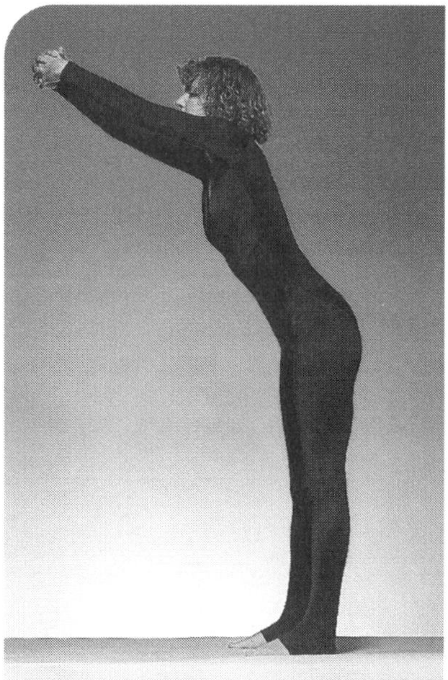

Abb. 25

### SO IST ES RICHTIG

- Kneifen Sie Ihr Gesäß zusammen, wenn Sie sich seitlich beugen. Dadurch wird die Übung noch wirkungsvoller.
- Lassen Sie Ihre Knie durchgestreckt und bewegen Sie die Füße nicht. Der Brunnen ist eine ausgezeichnete Übung für Menschen, die an ganz bestimmten Stellen abnehmen wollen. Durch das Strecken entsteht ein herrliches Entspannungsgefühl.

# Brustexpander (Parsvottanasana)

## Wofür die Übung gut ist

**Der Brustexpander**

- entwickelt die Brust
- mildert Spannungen im Nacken, in den Schultern und im oberen Rücken
- schafft neue Energie
- entspannt den ganzen Körper
- strafft die Bauchmuskulatur
- verbessert die Haltung
- dehnt die Lungen und sorgt für eine bessere Durchblutung des Kopfes

## Ausführung

1. Stellen Sie sich aufrecht, mit leicht gespreizten Beinen hin. Arme vorn in Schulterhöhe, die Handflächen aufeinander. *(Abb. 26)*

2. Bringen Sie die Arme mit einer weit ausholenden Bewegung nach hinten. Rücken Sie die Schulterblätter zusammen und falten Sie die Hände.

3. Lassen Sie den Kopf nach hinten fallen und beugen Sie sich, so weit es ohne Anstrenung geht, nach hinten, indem Sie Ihr Becken dabei nach vorn drücken.

4. Drücken Sie Ihre gefalteten Hände in Richtung Kopf und verharren Sie so fünf Sekunden lang. *(Abb. 27)*

5. Aus dieser Stellung heraus beugen Sie sich jetzt langsam von der Taille aus nach vorn und lassen den Kopf vornüber fallen. Lassen Sie sich vom Gewicht Ihres Körpers nach unten ziehen. Machen Sie keine ruckartigen Bewegungen. *(Abb. 28)*

6. Verharren Sie so zehn Sekunden lang und versuchen Sie dabei, mit Ihren Händen weiter in Richtung Kopf nach unten zu kommen. *(Abb. 29 fortgeschrittene Pose)*

7. Richten Sie sich langsam wieder auf. Entspannen Sie sich und machen Sie die Übung noch zweimal.

### SO IST ES RICHTIG

- Wiederholen Sie die Übung oft, wenn Sie etwas für Ihren Busen tun wollen.
- Schließen Sie bei dieser Übung nicht die Augen, dadurch fällt es Ihnen leichter, die Balance zu halten.
- Der Brustexpander ist eine wunderbare Übung. Sie belebt, wenn Sie stundenlang am Schreibtisch gesessen haben, sich abgespannt und lustlos fühlen.

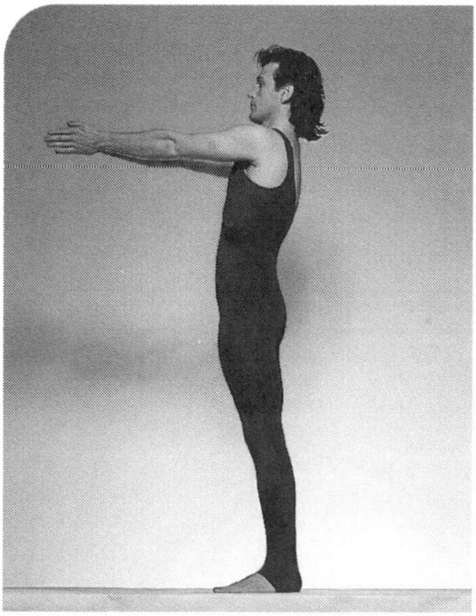

**Abb. 26**

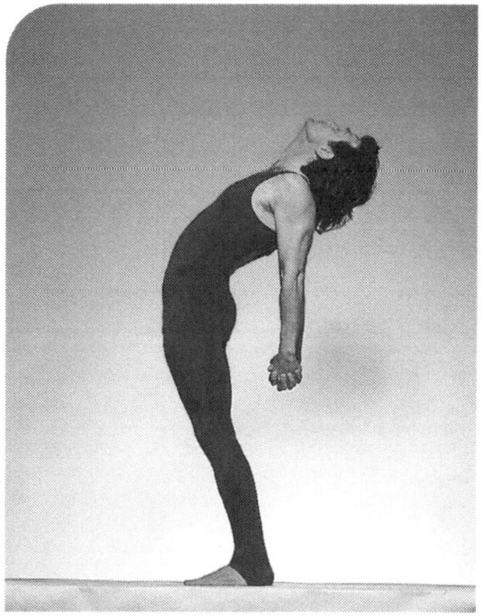

**Abb. 27**

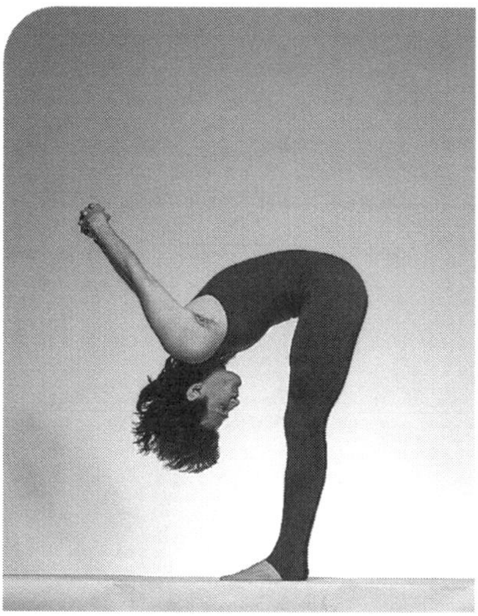

**Abb. 28**

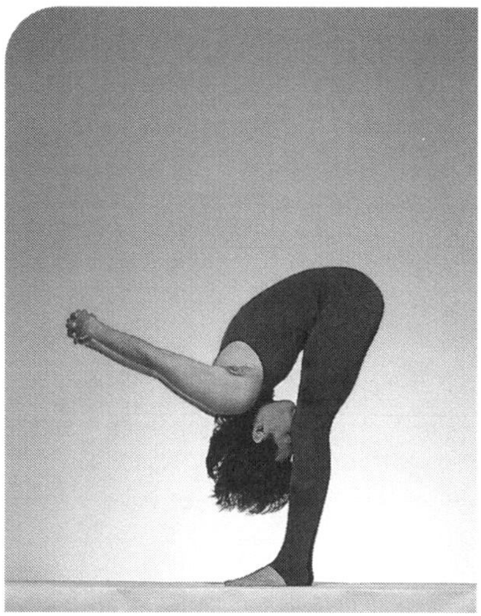

**Abb. 29**

# Dreieck (Trikonasana)

### Wofür die Übung gut ist

**Das Dreieck**

- mildert die Rückenschmerzen
- erweitert den Brustkorb
- bringt Erleichterung bei Menstruationsbeschwerden
- kräftigt die Hüft-, Schenkel- und Beinmuskulatur
- massiert die Unterleibsorgane und fördert ihre Funktion

### Ausführung

1. Stellen Sie sich mit gespreizten Beinen hin. Der Abstand sollte einen Meter betragen.

2. Strecken Sie die Arme seitlich aus, bis sie parallel zum Boden sind. *(Abb. 30)*

3. Drehen Sie Ihren rechten Fuß um neunzig Grad nach außen, den linken leicht nach links.

4. Beugen Sie sich nach rechts. Fassen Sie mit der rechten Hand die Außenseite Ihres rechten Beines so weit unten wie möglich an.

5. Heben Sie den linken Arm, bis er mit dem rechten Arm eine gerade Linie bildet. Schauen Sie zu Ihrer linken Hand hoch. *(Abb. 31)*

6. Verharren Sie zehn bis dreißig Sekunden, atmen Sie so normal wie möglich.

7. Richten Sie sich langsam wieder auf.

8. Wiederholen Sie die Übung nach der anderen Seite.

9. Wiederholen Sie die Übung zweimal pro Seite.

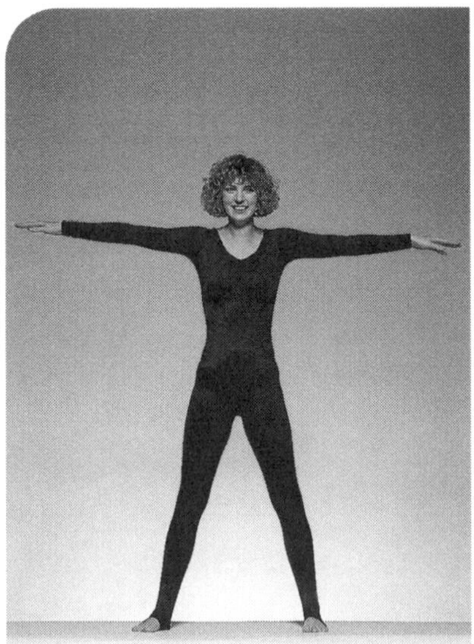

**Abb. 30**

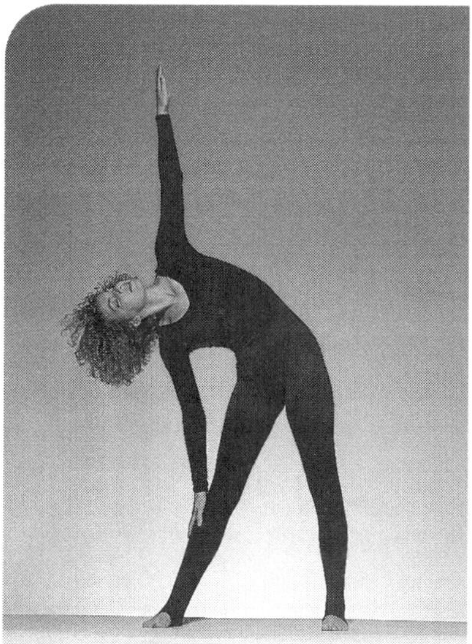

**Abb. 31**

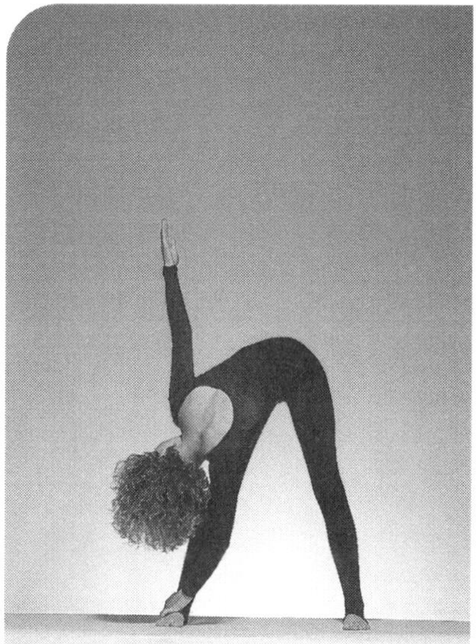

**Abb. 32**

## SO IST ES RICHTIG

■ Halten Sie die Knie vollkommen durchgedrückt, und zwar während der ganzen Übung. Wie weit Sie kommen, ist nicht so wichtig wie die richtige Ausführung der Übung.

■ Strecken Sie Ihre Schultern beim Verharren.

■ Das Dreieck erinnert stark an eine Gymnastikübung, die Sie sicherlich kennen. Nur hat sie durch das Verharren den Effekt, Verspannungen zu beheben. Probieren Sie doch beide Übungen aus, dann werden Sie den Unterschied feststellen.

### Variationen

1. Schritt 1. bis 3. wie oben beschrieben

2. Drehen Sie Ihren Körper mit ausgestreckten Armen nach rechts und führen Sie den linken Arm so nah wie möglich an die Außenseite des rechten Fußes.

3. Heben Sie den rechten Arm so hoch, dass er mit dem linken eine gerade Linie bildet. Schauen Sie zur rechten Hand hoch. *(Abb. 32)*

4. Schritt 6., 7., 8. und 9. wie oben beschrieben.

# Fisch (Matsyasana)

### Wofür die Übung gut ist

**Der Fisch**

- ist wohltuend für Menschen mit Asthma und sonstigen Atembeschwerden
- stimuliert die Schilddrüse und unterstützt die Gewichtskontrolle
- lockert und entspannt die Nackenpartie und den oberen Teil des Rückens
- entwickelt den Brustkorb und den Busen
- regt die Verdauung an
- bringt Erleichterung bei Hämorrhoiden
- fördert die Durchblutung des Kopfes

### Ausführung

**1.** Legen Sie sich mit ausgestreckten Beinen auf den Boden. Die Hände liegen mit den Handflächen nach unten, halb unter dem Gesäß. Die Ellbogen sind dabei leicht angewinkelt. *(Abb. 33)*

**2.** Verlagern Sie Ihr Gewicht auf die Ellbogen und heben Sie Ihren Brustkorb indem Sie ein Hohlkreuz machen.

**3.** Beugen Sie gleichzeitig Ihren Kopf so weit zurück, bis Sie mit dem Scheitel fest auf dem Boden ruhen, oder so weit Sie können. *(Abb. 34)*

**4.** Verlagern Sie Ihr Gewicht jetzt so, dass die Hauptlast von Ihrem Gesäß getragen wird.

**5.** Verharren Sie so lang sie können (fünf bis sechzig Sekunden) oder bis es Ihnen sehr unbequem wird. Atmen Sie so normal wie möglich.

**6.** Kommen Sie ganz langsam aus der Stellung heraus und wiederholen Sie die Übung zweimal.

**SO IST ES RICHTIG**

- Achten Sie darauf, dass Ihr Gewicht hauptsächlich vom Gesäß und den Ellbogen getragen wird.
- Die Beine müssen vollkommen gestreckt bleiben.
- Der Fisch ist eine Übung von hohem therapeutischen Wert für alle Menschen, die unter Atembeschwerden leiden, denn sie erleichtert das Atmen durch die vollkommen gerade verlaufende Luftröhre. Außerdem hilft sie gegen Verspannungen der Nackengegend. Machen Sie diese Übung oft und immer nach der Kerze und dem Pflug.

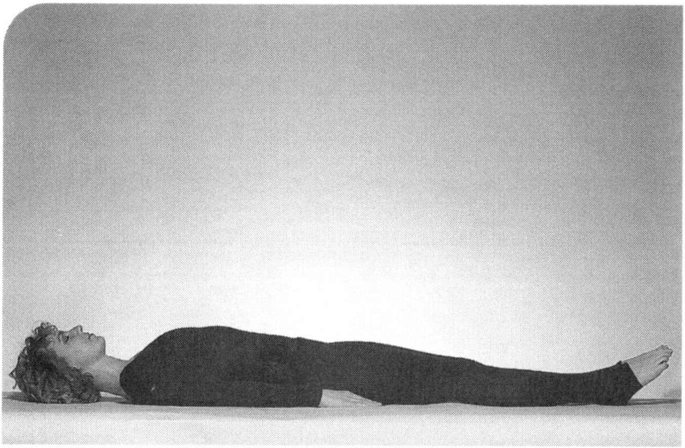

Abb. 33

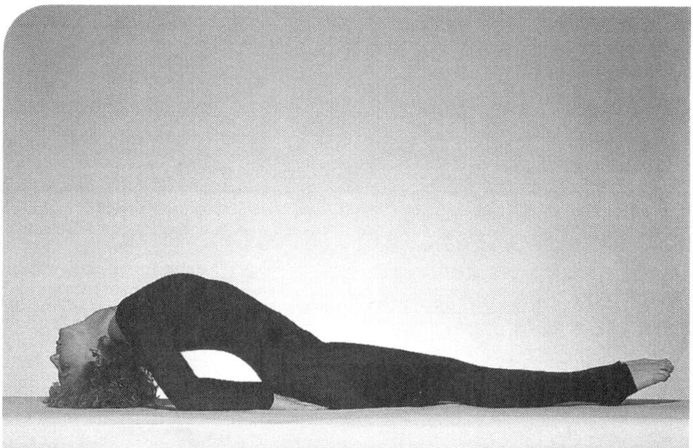

Abb. 34

# Gespreizte Beinstreckung (Prasarita Padotanasana)

### Wofür die Übung gut ist

**Die gespreizte Beinstreckung**

- dehnt und festigt die Beinsehnen
- entspannt den ganzen Körper
- fördert die Durchblutung der gesamten Beckengegend
- bringt Schmerzerleichterung bei Gicht
- hilft besonders Frauen, denn sie sorgt für regelmäßige Menstruation und fördert die Funktion der Eierstöcke
- strafft die Schenkel und baut Fettpolster ab
- macht die Wirbelsäule biegsam und gelenkig

### Ausführung

**1.** Setzen Sie sich mit gespreizten, ausgestreckten Beinen auf den Boden. *(Abb. 35)*

**2.** Legen Sie die Hände auf die Beine und lassen Sie sie langsam zu den Zehen gleiten. Die Beine bleiben gestreckt.

**3.** Beugen Sie sich von der Taille aus nach vorn. Und zwar ganz langsam – Wirbel für Wirbel. Dann greifen Sie mit den Händen den Teil der Beine, den Sie mühelos fassen können. *(Abb. 36)*

**4.** Lassen Sie den Kopf nach vorn fallen und beugen Sie die Ellbogen nach oben, um die Wirbelsäule noch besser zu dehnen. Verharren Sie zehn bis dreißig Sekunden lang. Entspannen Sie sich und kommen Sie ganz langsam aus der Stellung heraus.

**5.** Wiederholen Sie die Übung noch zweimal.

### SO IST ES RICHTIG

- Setzen Sie sich bequem auf Ihr Becken, nicht auf Ihr Steißbein. Halten Sie die Knie die ganze Zeit durchgedrückt, sonst verliert die Übung einen großen Teil ihrer Wirkung.
- Machen Sie keine ruckartigen Bewegungen.
- In der fortgeschrittenen Form dieser Stellung *(Abb. 37)* können Sie mit dem Kopf den Fußboden berühren.

Diese Übung ist besonders für Frauen geeignet, die sie deshalb täglich machen sollten.

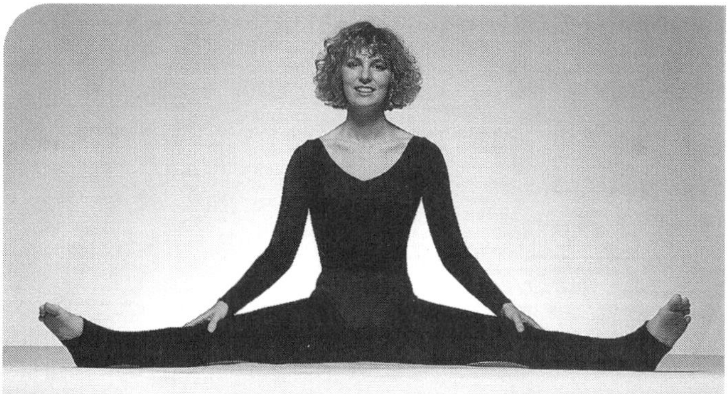

**Abb. 35**

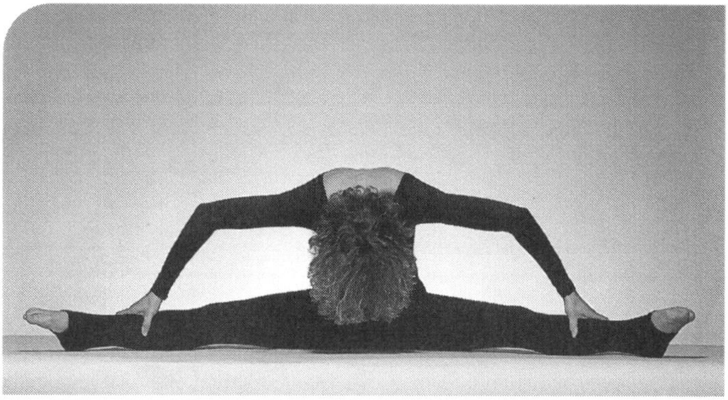

**Abb. 36**

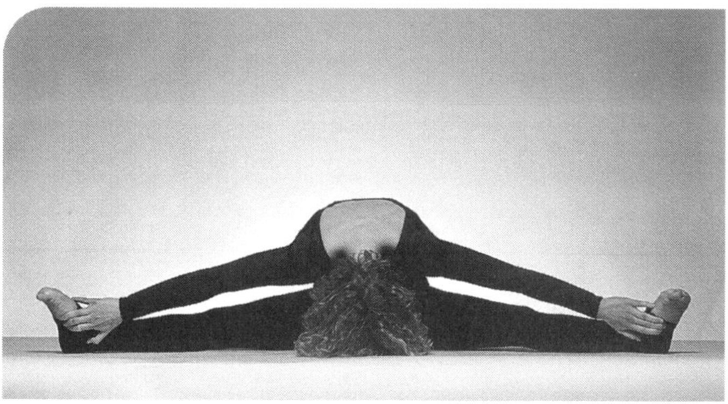

**Abb. 37**

# Haltungsgriff (Mukhasana-Variation)

**Wofür die Übung gut ist**

**Der Haltungsgriff**

- bringt Erleichterung bei Schleimbeutelentzündung und verspannten Schultern
- verbessert die Haltung, hilft bei Hängeschultern
- formt und stärkt die Oberarme
- trainiert die Muskulatur um die Schulterblätter und im oberen Teil des Rückens
- schmiert die Schultergelenke

**Ausführung**

1. Setzen Sie sich bequem, mit geradem Rücken, in den Japanischen Sitz. *(siehe Abb. 46)*

2. Legen Sie Ihre rechte Hand auf den Rücken, die Handfläche nach außen. Dann versuchen Sie, sie so weit wie möglich am Rücken hochzuschieben. *(Abb. 38)*

3. Strecken Sie Ihre linke Hand aus, winkeln Sie den Ellbogen ab und führen Sie Ihre linke Hand zum Rückgrat. Sind Ihre Finger zu weit voneinander entfernt, nehmen Sie ein Taschentuch als Bindeglied. *(Abb. 39)*

4. Versuchen Sie nun, Ihre beiden Hände zueinander zu bringen. Schieben Sie sie Zentimeter um Zentimeter aufeinander zu, bis sich die Finger berühren und einander festhalten können.

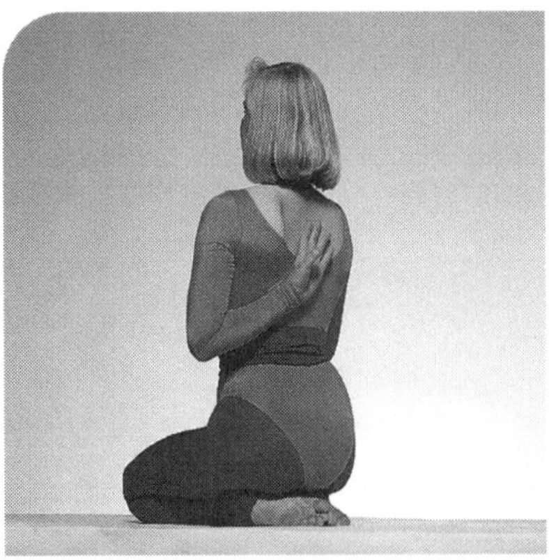

**Abb. 38**

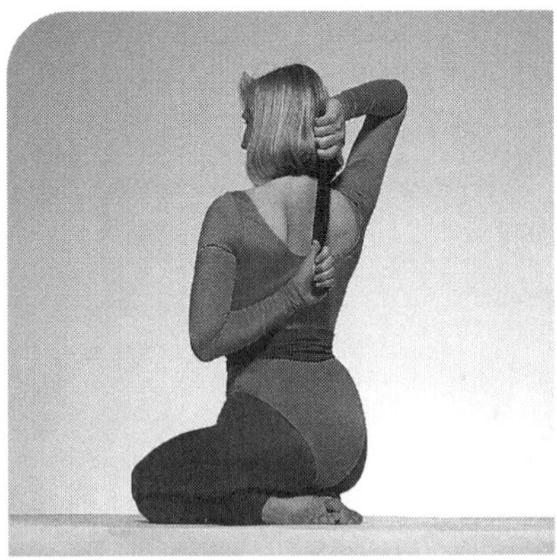

**Abb. 39**

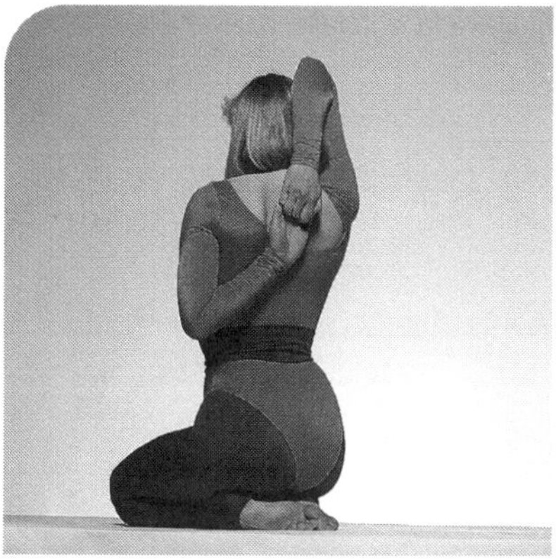

**Abb. 40**

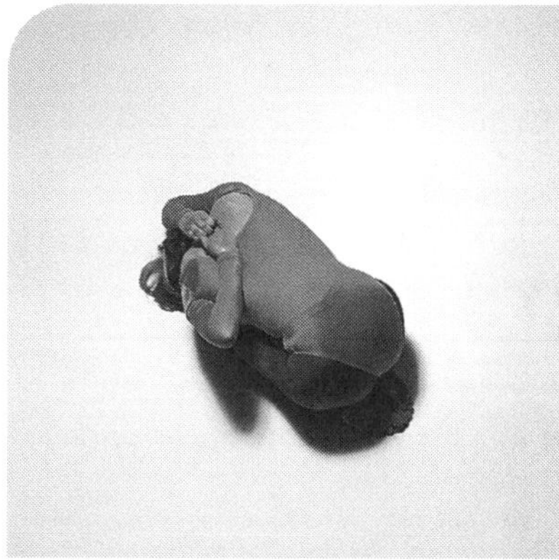

**Abb. 41**

**5.** Verharren Sie so zehn bis dreißig Sekunden. Versuchen Sie, mit der linken Hand eine leichte Abwärts- und mit der rechten eine leichte Auswärtsbewegung zu machen. Oder beugen Sie den Körper dabei nach vorn, bis der Kopf die Knie berührt. *(Abb. 40 und Abb. 41)*

**6.** Wiederholen Sie die Übung mit der anderen Hand, dann noch weitere zwei Mal pro Seite.

**7.** Konzentrieren Sie sich auf die Seite, auf der Sie steifer sind.

### SO IST ES RICHTIG

- Halten Sie Ihren Rücken vollkommen gerade. Dadurch wird die Wirksamkeit der Übung erhöht.
- Überanstrengen Sie sich nicht. Gehen Sie nur so weit, wie es Ihnen ohne Schmerzen möglich ist.
- Der Haltungsgriff ist eine hervorragende Übung, um Sie von Verspannungen zu befreien, besonders, wenn Sie viel Zeit am Schreibtisch verbringen müssen. Er gleicht Haltungsschäden aus, was sich wiederum positiv auf Ihre Gesundheit auswirkt.

# Hand-an-die-Wand-Übung

## Wofür die Übung gut ist

**Die Hand-an-die-Wand-Übung**

- festigt und formt die Brustmuskulatur
- entwickelt den Busen
- stärkt Arme und Handgelenke
- hilft bei verspannten Schultern

## Ausführung

1. Stellen Sie sich aufrecht, mit dem Gesicht zur Wand, hin.

2. Legen Sie Ihre Handflächen gegen die Wand, sodass die Fingerspitzen zueinander zeigen und sich leicht berühren.

3. Entfernen Sie sich jetzt eine Armlänge von der Wand. *(Abb. 42)*

4. Beugen Sie ganz langsam die Ellbogen. Der Körper bleibt dabei ganz gerade.

5. Drücken Sie nun – mehr mit der Handfläche als mit der ganzen Hand – gegen die Wand und schaffen Sie somit einen Gegendruck zu Ihrem Körper, der sich ganz langsam der Wand nähert. Bringen Sie langsam Ihre Stirn gegen die Wand. Achten Sie darauf, dass Sie nicht in der Taille einknicken und das Gesäß herausstrecken: Ihr Körper muss nämlich eine ganz gerade Linie bilden. *(Abb. 43)*

6. Verharren Sie fünf bis fünfzehn Sekunden lang und drücken Sie sich dann langsam mit Ihren Handflächen zurück.

7. Entspannen Sie sich.

### SO IST ES RICHTIG

- Achten Sie darauf, dass Ihr Körper von den Schultern bis zu den Füßen eine ganz gerade Linie bildet, wenn Sie sich eine Armlänge wegdrücken.

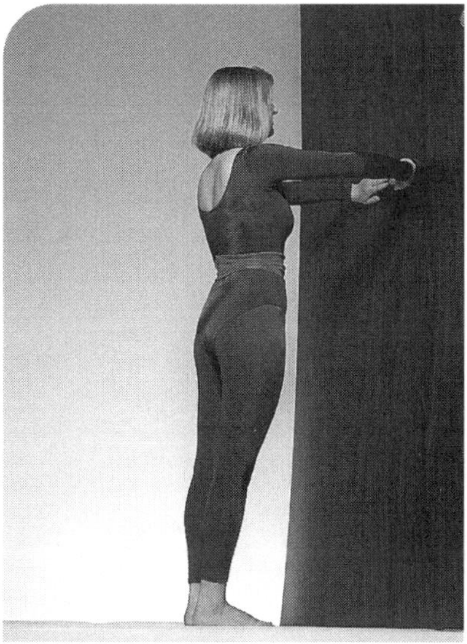

**Abb. 42**

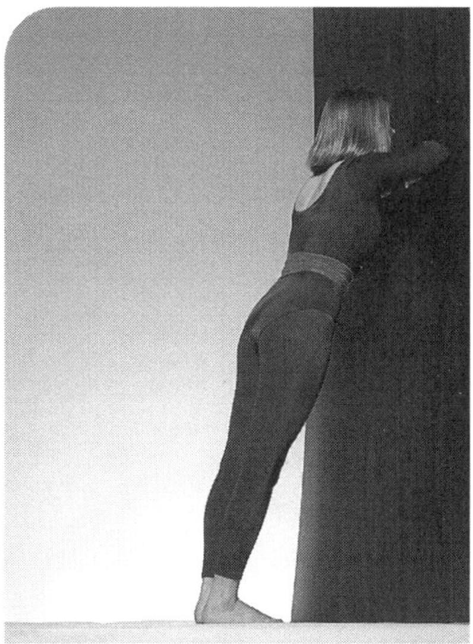

**Abb. 43**

# Heuschrecke (Salabhasana)

### Wofür die Übung gut ist

**Die Heuschrecke**

- hilft gegen Bandscheibenschäden
- strafft das Gesäß
- baut Fettpolster an den Hüften ab
- fördert die Verdauung
- wirkt wohltuend auf die Blase
- dehnt die Wirbelsäule und macht sie gelenkig
- lindert Schmerzen im Rücken, in der Kreuzbein- und Lendengegend
- festigt die Bauchmuskulatur

### Ausführung

1. Legen Sie sich bäuchlings auf den Boden. Die Arme sind nach vorn gestreckt. *(Abb. 44)*

2. Heben Sie gleichzeitig ganz langsam den Kopf, Brustkorb, Arme und Beine, so hoch wie möglich.

3. Kneifen Sie Ihre Gesäßmuskulatur zusammen. Und achten Sie darauf, dass Ihre Beine die ganze Zeit geschlossen und gestreckt bleiben. *(Abb. 45)*

4. Verharren Sie so lange wie möglich so. Atmen Sie so normal wie möglich.

5. Wiederholen Sie die Übung zweimal.

### SO IST ES RICHTIG

- Halten Sie Ihre Beine geschlossen, die Wirkung ist dann größer.
- Wenn Sie die Muskulatur des oberen Rücken stärken wollen, dürfen Sie sich auf keinen Fall bei dieser Übung mit den Händen aufstützen.
- Lassen Sie sich nicht entmutigen, wenn Beine und Brustkorb nur ein winziges bisschen vom Boden hochkommen. Das wird von Mal zu Mal besser.
- Für ältere Menschen oder für Menschen mit Rückenbeschwerden ist die Heuschrecke eine sichere und sehr wirksame Übung, da sie gegen die Schwerkraft ausgeführt wird.
- Dadurch können Sie sich bei dieser Übung nie überanstrengen.

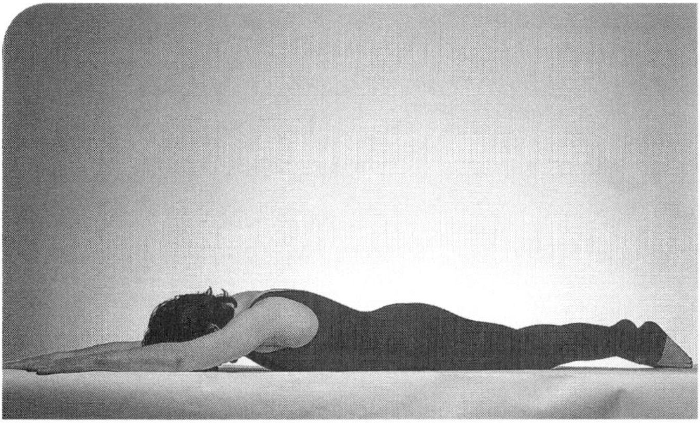

Abb. 44

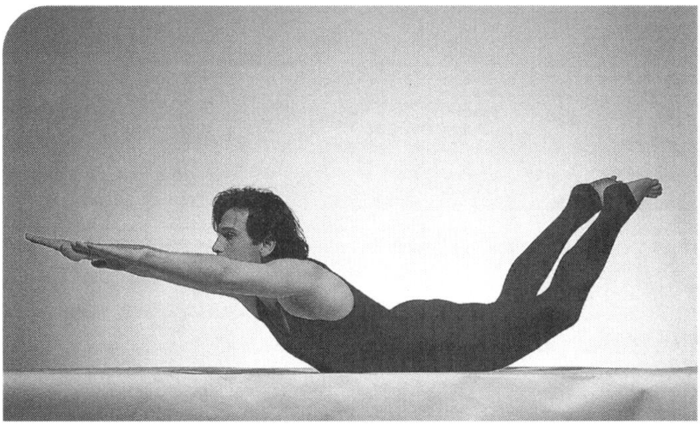

Abb. 45

# Japanischer (Diamant-)Sitz (Virasana-Variation)

**Wofür die Übung gut ist**

**Der Japanische Sitz**

- hilft bei verspannten Fußknöcheln
- dehnt die Oberseite der Schenkel
- macht die Kniegelenke biegsam
- ist wohltuend bei Krampfadern und müden Beinen
- entspannt den gesamten Fuß, besonders den Spann

**Ausführung**

**1.** Knien Sie sich aufrecht mit geschlossenen Füßen und nach hinten gerichteten Zehenspitzen hin.

**2.** Setzen Sie sich ganz langsam mit Ihrem Gesäß auf die Fersen. Sie können sich dabei, wenn Sie wollen, mit den Händen abstützen.

**3.** Entspannen Sie sich, indem Sie Ihr gesamtes Gewicht auf die Fersen verlagern. Halten Sie den Rücken dabei vollkommen gerade. *(Abb. 46)*

**4.** Legen Sie die Hände auf die Schenkel.

**5.** Wenn Ihnen die Übung leicht fällt, dann lassen Sie die Fersen auseinander fallen, wobei die Zehen zueinander zeigen. Versuchen Sie sich in dieses „Nest" zu setzen.

**SO IST ES RICHTIG**

- Setzen Sie sich so oft wie möglich hin.
- Achten sie darauf, dass Ihr Rücken ganz gerade ist.
- Der Boden ist Ihre Übungsfläche.
- Ziehen Sie immer den Boden Ihren so genannten bequemen Sitzmöbeln vor. Damit verhindern Sie, dass sich Ihre Haltung verschlechtert.
- Nachdem Sie eine anfängliche Steifheit überwunden haben (das geht schneller, als Sie denken), wirkt diese Yoga-Stellung äußerst wohltuend auf Ihre Nerven und auf die Muskulatur.

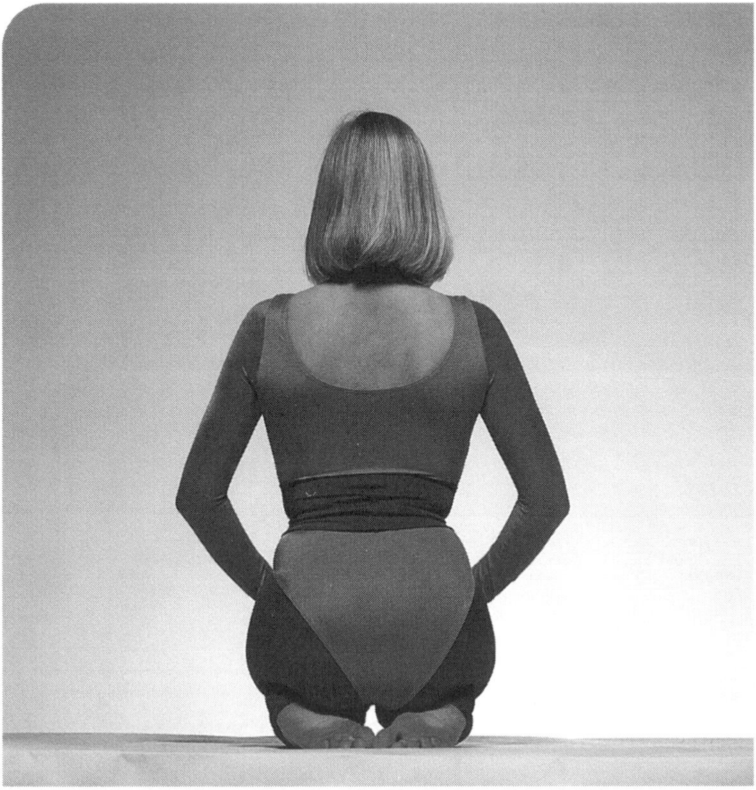

**Abb. 46**

# Kamel (Ustrasana)

### Wofür die Übung gut ist

Das Kamel

- macht die Wirbelsäule gelenkig und kräftigt sie
- vermittelt Energie und verbessert die Haltung
- wirkt sich positiv auf Hängeschultern aus
- ist für ältere Menschen mit Wirbelsäulenschäden wohltuend

### Ausführung

1. Knien Sie sich aufrecht hin. Die Beine bleiben geschlossen, die Fußspitzen zeigen nach hinten.

2. Legen Sie die Hände an die Taille und beugen Sie sich ganz langsam nach hinten. Und zwar Wirbel für Wirbel. Strecken Sie Ihr Becken dabei nach vorn. *(Abb. 47)*

3. Lassen Sie Ihren Kopf nach hinten fallen.

4. Lassen Sie jetzt die rechte Hand über der rechten, dann die linke über der linken Ferse hängen. Dann legen Sie, wenn Sie es schaffen, die Handflächen auf die Fußsohlen. *(Abb. 48)*

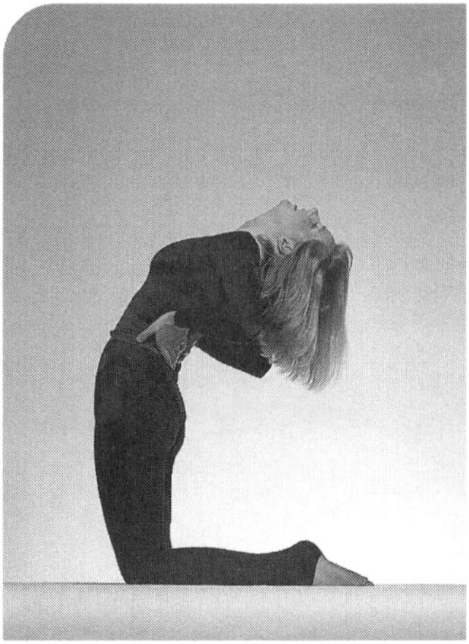

**Abb. 47**

5. Kneifen Sie das Gesäß zusammen und strecken Sie Schenkel und Becken weit nach vorn. *(Abb. 49)*

6. Verharren Sie so lange wie möglich in dieser Stellung. Atmen Sie so normal wie möglich.

7. Wiederholen Sie die Übung zweimal.

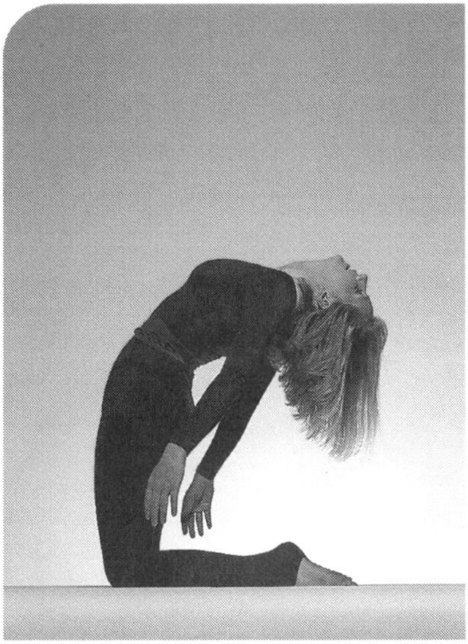

Abb. 48

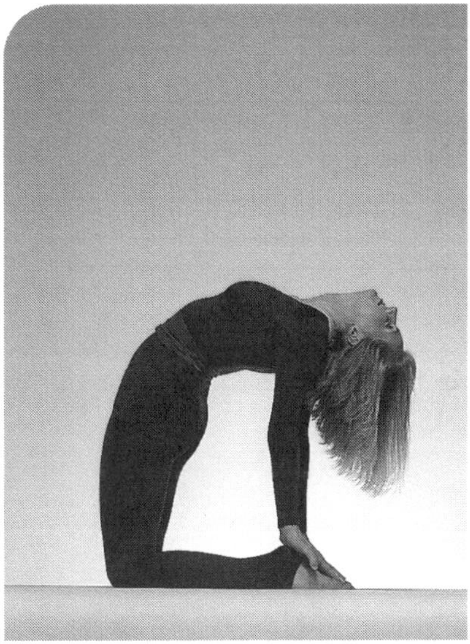

Abb. 49

### SO IST ES RICHTIG

■ Denken Sie daran, Brust und Becken weit vorzustrecken. Dadurch fällt es Ihnen leichter, sich nach hinten zu beugen. Bleiben Sie aber bei dieser Übung ganz locker.

■ Beugen Sie sich nur so weit nach hinten, wie es Ihnen ohne Anstrengung und Schmerzen möglich ist.

■ Anfangs werden Ihre Hände bei dieser Übung irgendwo in der Luft hängen. Machen Sie sich keine Sorgen, wenn Sie mit ihnen nicht bis an die Füße kommen. Diese Asana ist sanft und doch sehr wirkungsvoll für die Wirbelsäule. Die Beckenstreckung ist eine logische Anschlussübung.

# Katzenstreckung

### Wofür die Übung gut ist

**Die Katzenstreckung**

- stärkt den Rücken
- entspannt
- eignet sich für Frauen, die gerade entbunden haben, denn sie festigt die schlaff gewordenen Organe
- strafft die Kinngegend
- streckt die gesamte Vorderseite des Körpers
- stärkt die Arme

### Ausführung

1. Knien Sie auf allen vieren.

2. Rollen Sie sich leicht nach hinten. *(Abb. 50)* Gehen Sie mit Ihrem Brustkorb nach vorn und unten, als wollten Sie den Boden damit kehren. Versuchen Sie, den Kehlkopf auf dem Boden ruhen zu lassen. *(Abb. 51)*

3. Verharren Sie so fünf Sekunden lang; fast Ihr gesamtes Gewicht ruht dabei auf Ihren Armen.

4. Gehen Sie in die Ausgangsstellung zurück und machen Sie jetzt einen schönen Katzenbuckel. *(Abb. 52)*

5. Verharren Sie so fünf Sekunden lang und entspannen Sie sich.

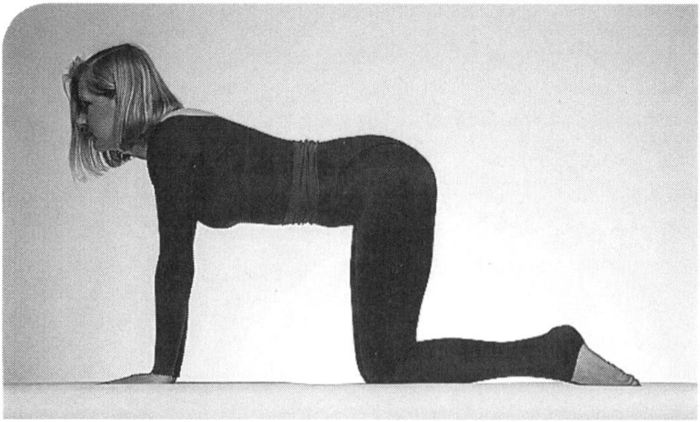

**Abb. 50**

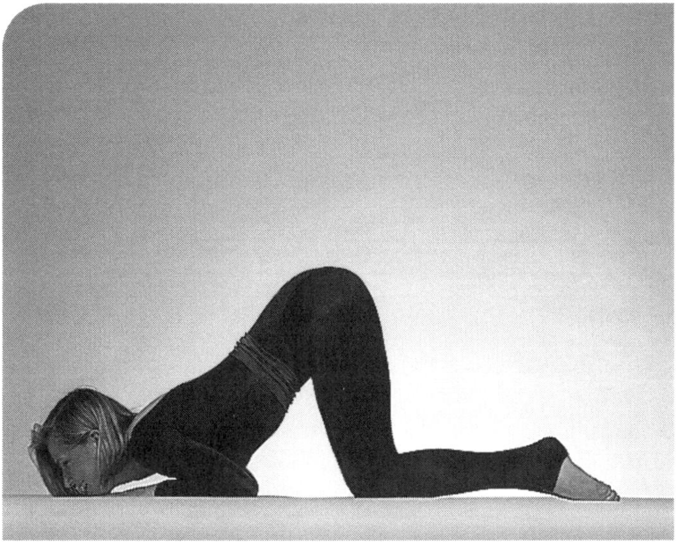

Abb. 51

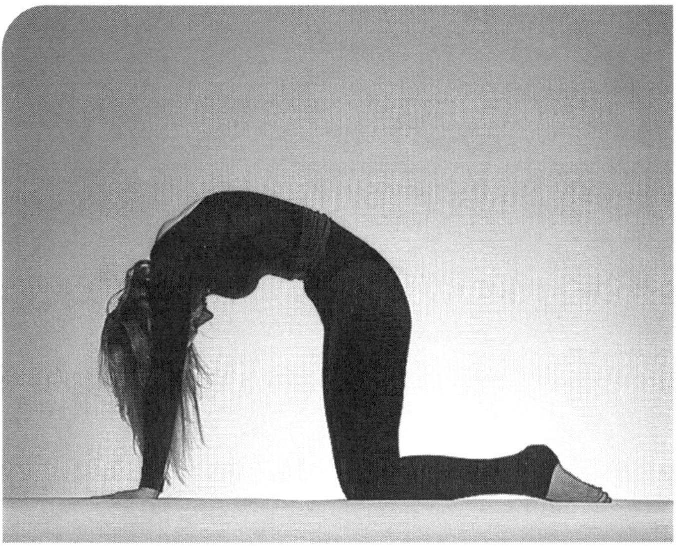

Abb. 52

**6.** Bringen Sie jetzt Ihr rechtes Knie in Richtung Kopf und versuchen Sie, ihn zu berühren. Verharren Sie so fünf Sekunden. *(Abb. 53)*

**7.** Strecken Sie jetzt Ihr rechtes Bein hinten hoch, halten Sie es ganz gerade dabei. Verharren Sie, indem Sie den Kopf hochheben. Die Arme sind dabei ausgestreckt. *(Abb. 54)*

**8.** Bringen Sie das Bein ganz langsam wieder zum Kopf zurück und verharren Sie in dieser Stellung.

**9.** Entspannen Sie sich und wiederholen Sie die Übung mit dem anderen Bein.

**10.** Wiederholen Sie die ganze Übung noch einmal. Wenn Sie mögen, auch zweimal.

### SO IST ES RICHTIG

- Freuen Sie sich, wie sich Ihr Körper dehnt und streckt. Bewegen Sie sich langsam und anmutig.
- Lassen Sie sich nicht entmutigen, wenn Sie mit Ihrem Knie nicht gleich bis zu Ihrem Kopf kommen.
- Die Katzenstreckung ist eine herrliche Entspannungsübung. Sie sollten sie unbedingt in Ihr tägliches Übungsprogramm einbauen!
- Die Katzenstreckung wird von Gynäkologen nach der Entbindung als eine Art der Rückbildungsgymnastik empfohlen. Sie hilft auch bei Schmerzen im unteren Rücken und in der Bauchgegend.

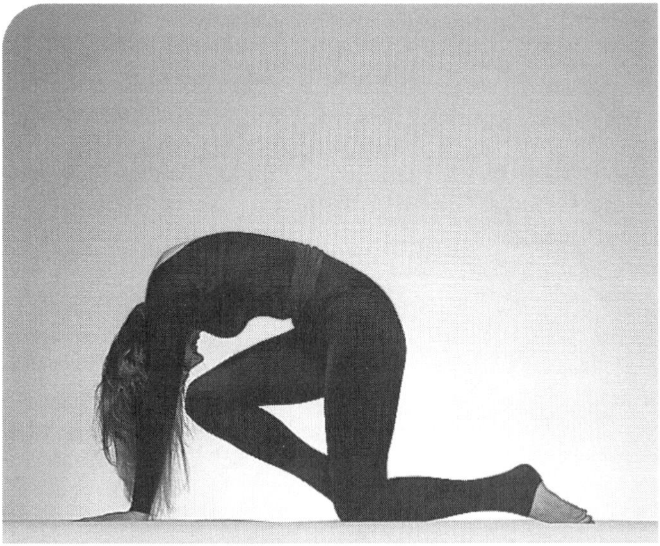

Abb. 53

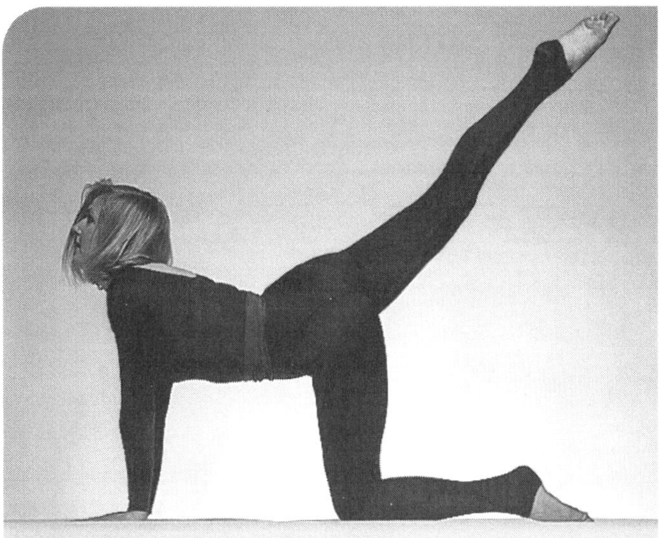

Abb. 54

# Kerze (Sarvangasana)

## Wofür die Übung gut ist

### Die Kerze

- wirkt sich positiv auf den gesamten Organismus aus
- sorgt für eine gute Durchblutung des Gehirns, der Wirbelsäule und der Beckengegend. Sie werden durch die aufrechte Haltung normalerweise nur unzureichend mit sauerstoffhaltigem Blut versorgt
- wirkt kräftigend und ausgleichend auf das zentrale Nervensystem (Stress und Schlaflosigkeit werden abgebaut)
- regt die Funktion der Hormondrüsen an
- lindert durch die gesteigerte Durchblutung der Brust und der Nackengegend Herzklopfen, Kurzatmigkeit, Bronchitis, Rachenbeschwerden und Asthma
- durch die umgekehrte Stellung befreit sie die Bauchorgane von ihrem gegenseitigen Druck, fördert die Verdauung, befreit den Körper von Giftstoffen und vermittelt neue Energie
- hilft bei Menstruationsbeschwerden und Hämorrhoiden
- mildert Krampfadern und müde Beine
- belebt Menschen, die lethargisch oder anämisch sind
- entspannt den gesamten Körper
- wirkt anregend auf die Geschlechtsdrüsen und -organe
- streckt die Wirbelsäule
- stärkt und festigt die Rücken-, Bein-, Nacken- und Bauchmuskulatur

## Ausführung

1. Legen Sie sich mit ausgestreckten Beinen auf den Boden. Die Arme liegen mit den Handflächen nach unten nah am Körper.

2. Heben Sie unter Anspannung der Bauch- und Beinmuskulatur langsam die Beine, bis sie einen rechten Winkel zum Boden bilden.

3. Stützen Sie sich dabei auf Ihre Fingerspitzen. *(Abb. 55)*

4. Heben Sie Ihr Gesäß und den unteren Teil des Rückens hoch. Stützen Sie sich jetzt mit den Händen in der Taille ab, die Daumen zum Bauch hin. Die *Ellbogen* müssen dicht am *Körper* bleiben. *(Abb. 56)*

5. Strecken Sie Ihre Beine kerzengerade aus und ziehen Sie, so weit es Ihr Gleichgewicht erlaubt, das Gesäß ein.

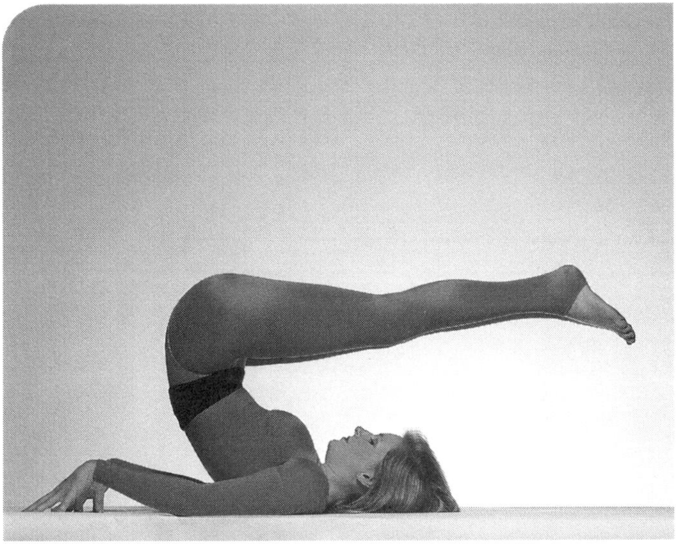

**Abb. 55**

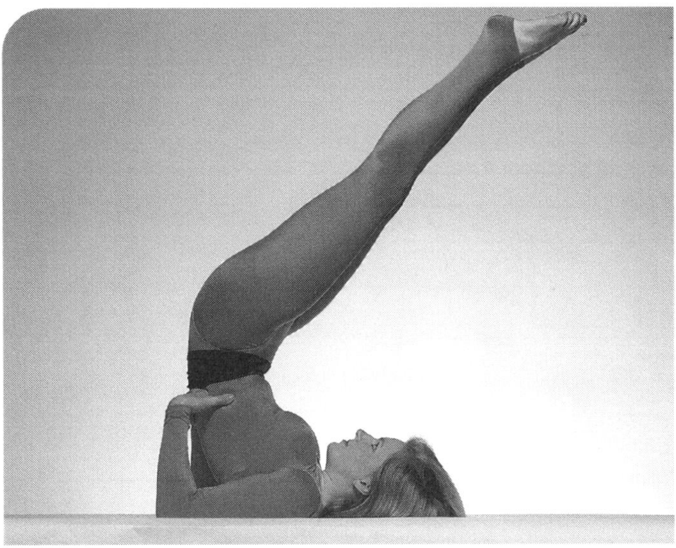

**Abb. 56**

**6.** Sobald Sie ausbalanciert sind, stützen Sie sich mit den Händen weiter nach oben, an den Rippen ab und ziehen das Gesäß weiter ein. *(Abb. 57)*

**7.** Strecken Sie Ihre Beine und die Zehenspitzen ganz nach oben. Als Anfänger verharren Sie zehn bis sechzig Sekunden in dieser Stellung. Steigern Sie sich allmählich bis zu drei Minuten. Atmen Sie während dieser Zeit ganz normal.

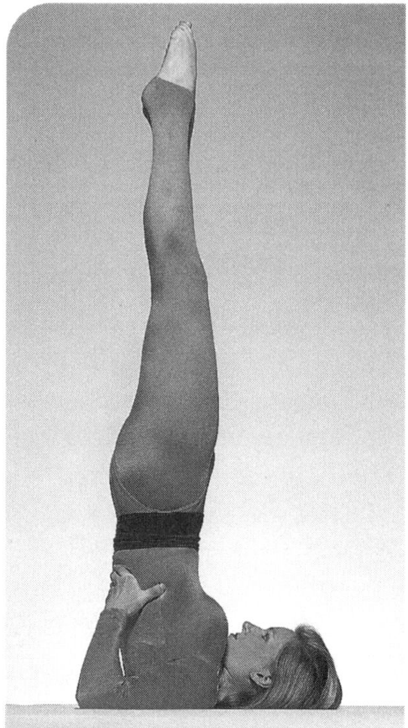

**Abb. 57**

### SO IST ES RICHTIG

■ Haben sie ein bisschen Geduld. Das Wichtigste ist, dass Sie überhaupt hochgekommen sind, auch wenn es nicht kerzengerade war.

■ Machen Sie sich keine Gedanken, wenn Sie anfangs ein leichtes Schwindelgefühl verspüren. Das ist durchaus normal und kommt daher, dass die Adern sich plötzlich erweitern. Wenn Sie zu hohen oder zu niedrigen Blutdruck haben, sollten Sie die Kerze nicht machen. Sprechen Sie im Zweifelsfall mit Ihrem Arzt darüber. Er kann Ihnen bestimmt raten.

■ Die Übersetzung für das Sanskritwort „sarvang“ ist „alle Teile“ und bedeutet, dass die Kerze (Sarvangasana) die beste aller Übungen ist, weil der gesamte Körper angeregt und entspannt wird.

# Klinge

### Wofür die Übung gut ist

**Die Klinge**

- schafft Erleichterung bei Beschwerden in den Schultern und Gelenken
- festigt die Brustmuskulatur
- hilft gegen Verspannungen von Schultern und oberem Rücken

### Ausführung

1. Setzen Sie sich bequem in den Schneidersitz und bleiben Sie dabei ganz locker.

2. Beugen Sie die Ellbogen und heben Sie sie in Schulterhöhe, sodass sich die Fingerspitzen berühren. *(Abb. 58)*

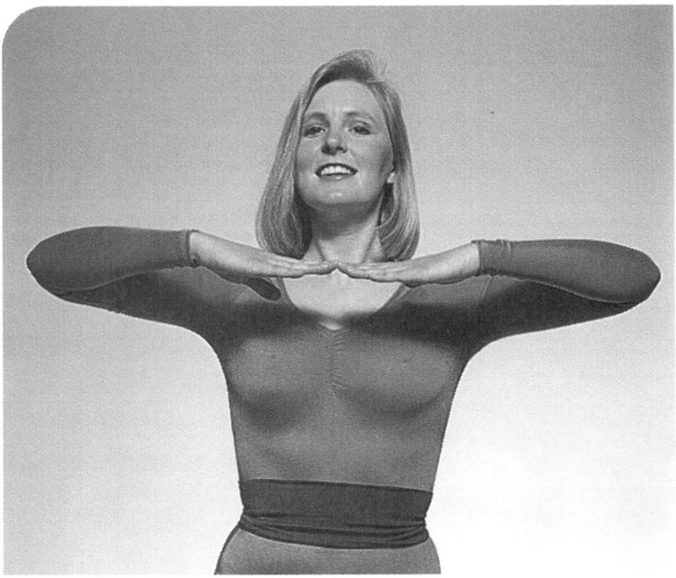

**Abb. 58**

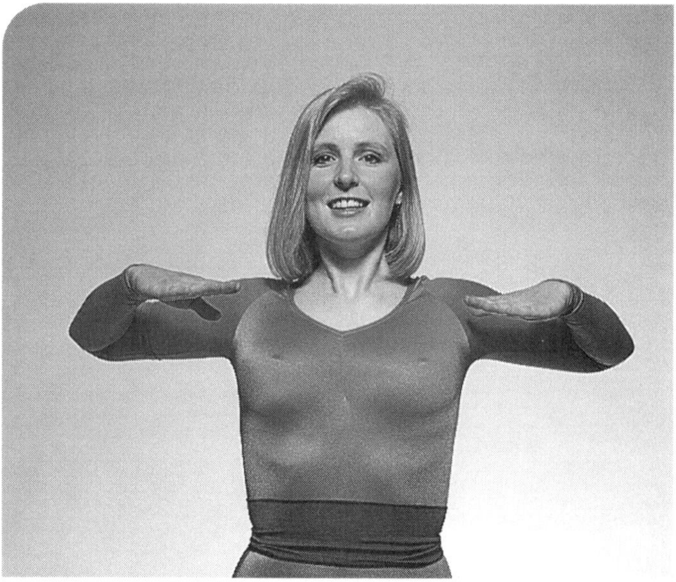

**Abb. 59**

**3.** Rücken Sie Ihre Schulterblätter so weit zusammen, als müssten Sie einen Geldschein dazwischen einklemmen. Halten Sie dabei die Ellbogen so hoch wie möglich.

**4.** Verharren Sie so fünf bis zehn Sekunden lang. *(Abb. 59)*

**5.** Kommen Sie ganz langsam aus dieser Stellung und zucken Sie dann mit den Achseln.

**6.** Wiederholen Sie die Übung drei- bis fünfmal. So können Sie eine optimale Wirkung erzielen.

### SO IST ES RICHTIG

■ Lockern Sie die angespannte Muskulatur, indem Sie mit den Achseln zucken. Meistens sind die Schultern zuerst verspannt. Es kann leicht sein, dass Sie die Lösung der Verkrampfungen zunächst einmal ziemlich spüren. Wenn Sie die Schulterblätter zusammenbringen, dürfen Sie die Schultern dabei nicht hochziehen. Versuchen Sie auf jeden Fall, die Ellbogen oben zu lassen.

# Knie- und Schenkelstreckung (Baddha Konasana)

## Wofür die Übung gut ist

Die Knie- und Schenkelstreckung

- mildert Blasenbeschwerden
- hält die Prostata gesund
- regt die Nierenfunktion an
- festigt die Innenseite der Schenkel
- macht müde Beine munter
- hilft Frauen, sich auf die Geburt vorzubereiten
- regt die Funktion der Eierstöcke an und sorgt für eine regelmäßige Menstruation
- bringt Erleichterung bei Ischias

## Ausführung

1. Setzen Sie sich mit ausgestreckten Beinen und geradem Rücken auf den Boden.

2. Beugen Sie Ihre Knie zur Seite und legen Sie die Fußsohlen aneinander. *(Abb. 60)*

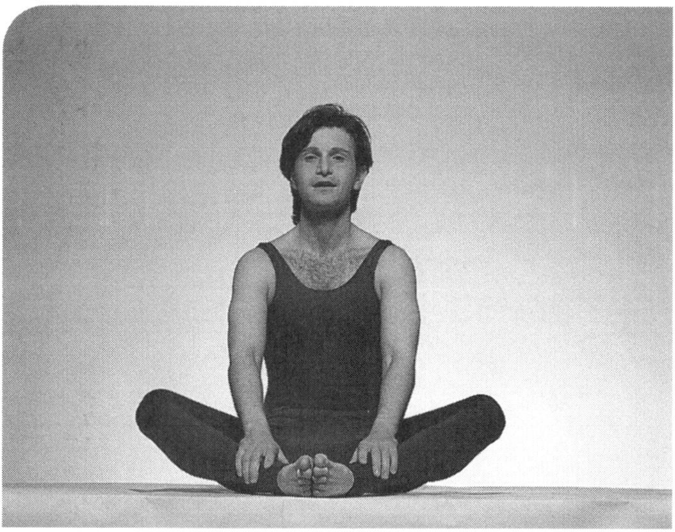

**Abb. 60**

**3.** Fassen Sie die Zehen fest an. Ziehen Sie die Füße so weit wie möglich zum Körper hin; wenn Sie es schaffen, bis zum Schritt. *(Abb. 61)*

**4.** Öffnen Sie jetzt mit großer Willensanstrenung die Schenkel und versuchen Sie, durch Zug die Knie bis auf den Boden zu bekommen.

**5.** Verharren Sie fünf bis dreißig Sekunden in dieser Stellung. Atmen Sie dabei ganz normal. *(Abb. 62)*

**6.** Entspannen Sie sich, indem Sie die Beine wieder ausstrecken. Sie können sie auch schütteln.

**7.** Wiederholen Sie die Übung zweimal. Wenn Sie wirklich etwas für Ihre Gesundheit und gegen die wabbeligen Innenseiten der Schenkel tun wollen, machen sie die Übung viermal und noch öfter.

### SO IST ES RICHTIG

- Umfassen Sie Ihre Zehen ganz fest, damit Sie nicht abrutschen.
- Drücken Sie Ihre Knie nicht gewaltsam, mit den Händen nach unten. Mit Ihrem Willen erreichen Sie viel mehr – lassen Sie sich nicht entmutigen, wenn Ihre Knie anfangs wie Felsen in die Höhe ragen. Mit genügender Ausdauer schaffen Sie es ganz allmählich. Versuchen Sie vollkommen zu entspannen, auch beim Verharren in der Stellung.
- Die Knie- und Schenkelstreckung ist anstrengend, aber wichtig. Medizinische Untersuchungen haben ergeben, dass die indischen Schuster, denen diese Stellung abgeschaut ist, fast frei von Blasenbeschwerden sind.

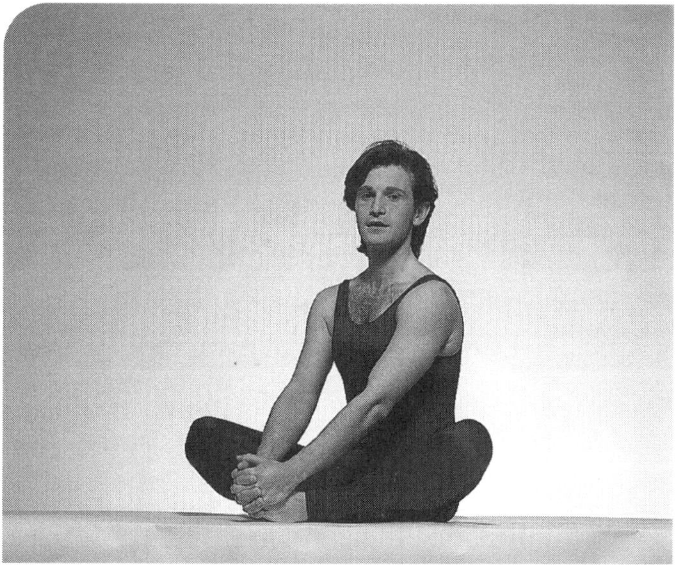

**Abb. 61**

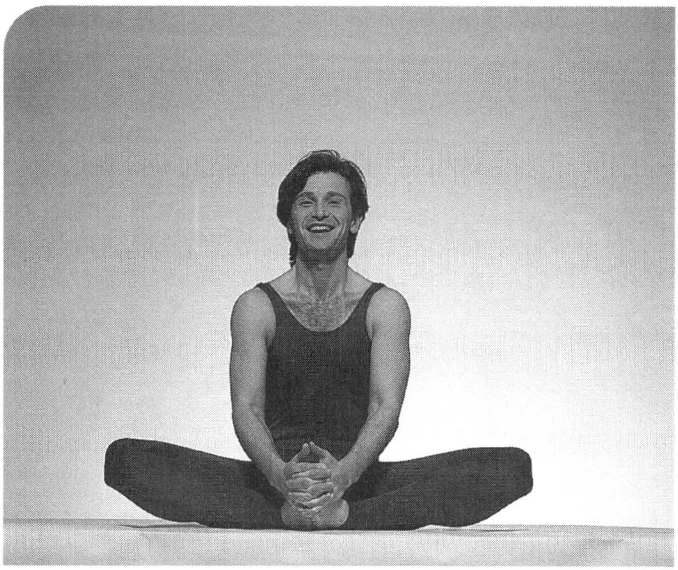

**Abb. 62**

## Knöchelbeuge

### Wofür die Übung gut ist

**Die Knöchelbeuge**

- hilft gegen angeschwollene Knöchel und Füße
- stärkt schwache Knöchel
- fördert die Durchblutung und macht müde Beine wieder munter
- formt Beine und Knöchel

### Ausführung

1. Stellen Sie sich aufrecht hin, die Füße stehen wenige Zentimeter auseinander.

2. Rollen Sie Ihre Füße nach rechts. (Sie stehen dabei auf der rechten Außenseite Ihres rechten Fußes und auf der rechten Innenseite Ihres linken Fußes). *(Abb. 63)*

3. Beugen Sie jetzt Ihre Knie auch nach rechts und nach vorn, während Ihre Hüften und Ihr Becken gerade bleiben.

4. Verharren Sie so fünf Sekunden oder bis es Ihnen unbequem wird.

5. Machen Sie das Gleiche nach der anderen Seite.

6. Heben Sie jetzt einen Fuß vom Boden, Zehenspitzen nach vorn, und lassen Sie ihn vom Knöchel aus erst im Uhrzeigersinn, dann gegen ihn rotieren. *(Abb. 64)*

7. Machen Sie das Gleiche mit dem anderen Fuß.

8. Wiederholen Sie beide Übungen noch zweimal.

### SO IST ES RICHTIG

- Wenn Sie diese Übung regelmäßig machen, wird Ihr Gang jugendlich elastisch bleiben.
- Steife Knöchel sind eine erste Alterserscheinung.
- Achten Sie darauf, dass Ihr Becken unbeweglich nach vorn zeigt und nicht nach rechts oder links abknickt. Die ganze Übung verliert dann an Wirkung.

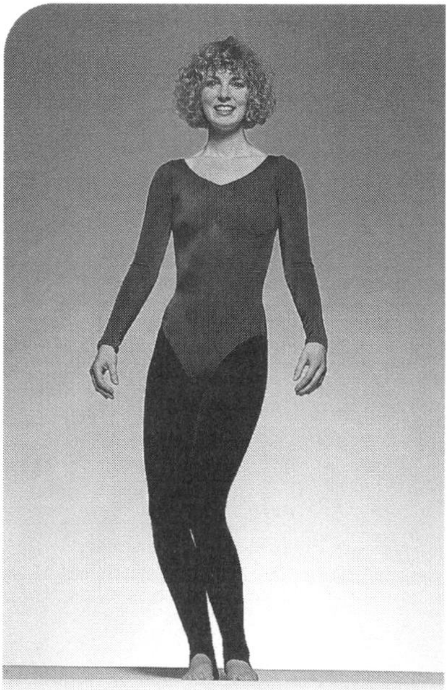

**Abb. 63**

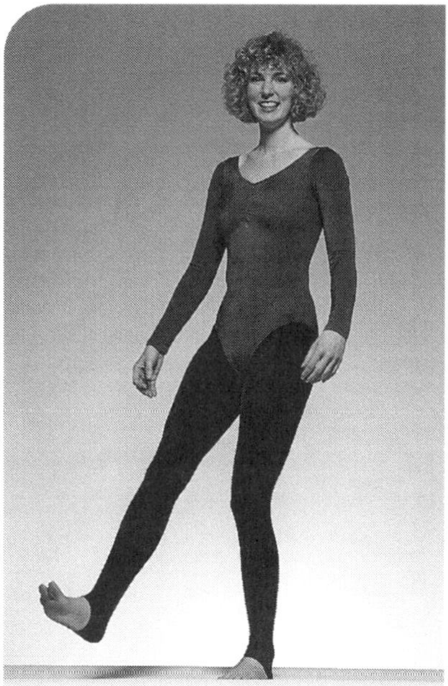

**Abb. 64**

## Kobra (Bhuyangasana)

### Wofür die Übung gut ist

**Die Kobra**

- entwickelt die Brustmuskulatur
- dehnt und renkt die Wirbel ein, hilft gegen Bandscheibenschäden
- stärkt Bauch- und Rückenmuskulatur
- festigt das Gesäß und baut Fettpolster ab
- stärkt das Nervensystem
- fördert die Verdauung
- lindert Unterleibsbeschwerden
- festigt die Kinngegend

### Ausführung

1. Legen Sie sich auf den Bauch, die Hände dicht an den Körper, die Beine sind dabei geschlossen.

2. Stellen Sie die Hände mit den Handflächen nach unten unter die Schultern, eine Schulterbreite voneinander entfernt. *(Abb. 65)*

3. Heben Sie jetzt ganz langsam den Kopf und schauen Sie an die Decke.

4. Wenn Sie den Kopf, so weit Sie es konnten, nach oben gebeugt haben, heben Sie die Schultern und den oberen Teil des Rückens. Die Bewegung wird mehr von der Rückenmuskulatur als von den Händen ausgeführt.

5. Versuchen Sie, den Oberkörper, so weit Sie können, zu heben. Ihr Becken bleibt fest am Boden. Machen Sie ein Hohlkreuz; die Arme müssen dabei nicht ausgestreckt sein. *(Abb. 66)*

6. Verharren Sie so, bis es Ihnen unbequem wird (fünf bis dreißig Sekunden).

7. Kommen Sie ganz langsam aus der Kobra. Sie spüren, wie sich ein Wirbel nach dem anderen zurückrollt. Ihr Kopf bleibt dabei bis zum Schluss erhoben.

8. Wiederholen Sie die Übung zweimal und atmen Sie so normal wie möglich.

**SO IST ES RICHTIG**

- Achten Sie darauf, dass Sie bei der ganzen Übung an die Decke schauen: beim Hineingehen in die Stellung, beim Herauskommen und beim Verharren. Versuchen Sie die langsame Bewegung Ihrer Wirbelsäule bewusst zu erleben. Und genießen Sie es, wie ein Wirbel nach dem anderen massiert wird.

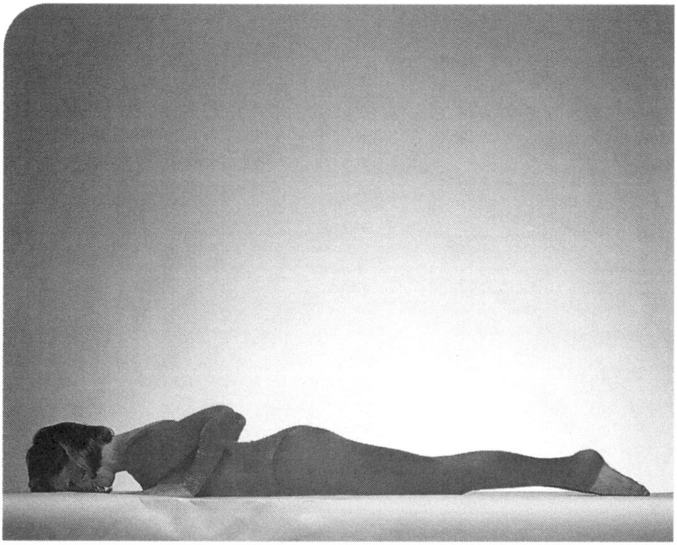

Abb. 65

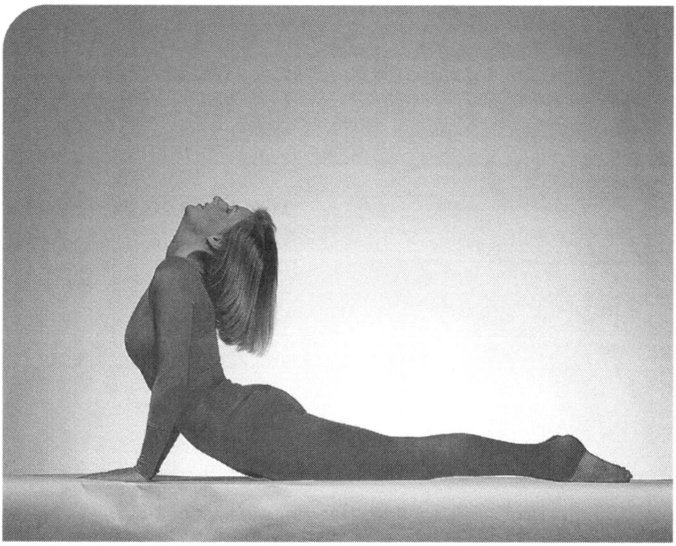

Abb. 66

# Kopfstand (Salamba Shirshasana)

SO IST ES RICHTIG

**Der Kopfstand**

- regt den Kreislauf an; das kommt vor allem normalerweise schlecht durchbluteten Körperteilen wie Hirn, Herz, Becken und Wirbelsäule zugute
- stärkt das Nervensystem
- versetzt die Bauchorgane in ihre ursprüngliche Lage zurück
- festigt und stärkt die Bauchmuskulatur
- regt die Drüsen mit innerer Sekretion an (zum Beispiel die Zirbeldrüse und die Bauchspeicheldrüse)
- stärkt die Lunge
- vermittelt neue Energie und Vitalität
- mildert Beschwerden wie Schlaflosigkeit, nervöse Spannungen, Erkältungen, Halsschmerzen, Herzkopfen, Asthma und vieles mehr.

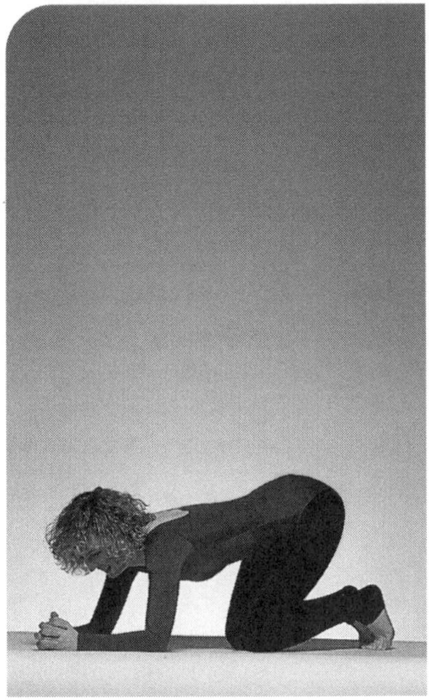

**Abb. 67**

## Ausführung

**1.** Achten Sie darauf, dass Sie die richtige Unterlage für Ihren Kopf haben, entweder einen Teppich oder eine viermal zusammengelegte Decke.

**2.** Knien Sie sich auf den Teppich oder vor die Decke. Ihr Gesäß ruht dabei auf den Fersen.

**3.** Falten Sie die Hände und legen Sie sie auf den Boden. Die Ellbogen sind eine Schulterbreite voneinander entfernt. *(Abb. 67)*

**4.** Legen Sie Ihren Kopf so auf den Boden, dass der ganze Scheitel den Boden berührt. Lassen Sie die Hände im Moment außer Acht.

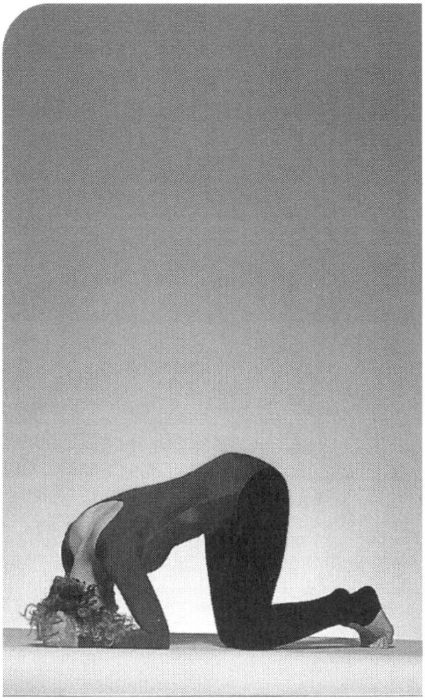

**Abb. 68**

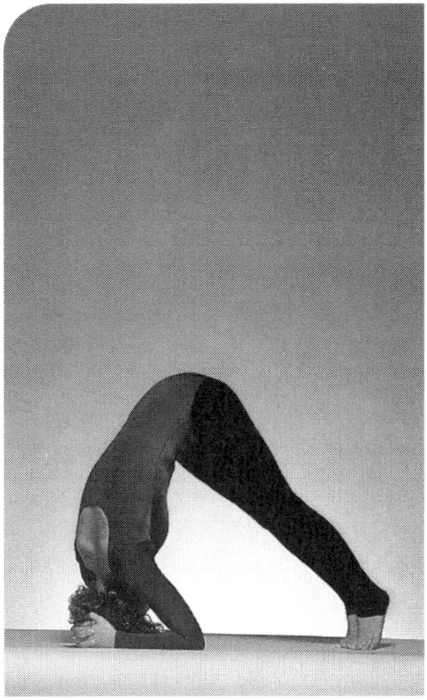

**Abb. 69**

**5.** Jetzt erst ziehen Sie Ihre gefalteten Hände an den Kopf heran, sodass die kleinen Finger unter der Schädelrundung liegen. *(Abb. 68)*

**6.** Heben Sie Ihr Gesäß hoch, drücken Sie die Knie durch und machen Sie kleine Schritte mit den Fußspitzen in Richtung Kopf. Dadurch wird der Rücken gerade. *(Abb. 69)*

**7.** Wenn Sie nicht mehr weiter können, verharren Sie so lange in dieser Pose, bis es Ihnen unbequem wird. Gehen Sie dann langsam in die Ausgangsstellung zurück.

**8.** Entspannen Sie sich und lassen Sie noch für einige Zeit den Kopf nach unten hängen.

**9.** Wiederholen Sie das noch zweimal, um ein Gefühl für die Balance zu entwickeln. *(Abb. 70, 71 und 72 zeigen die Fortentwicklung)*

### SO IST ES RICHTIG

- Falten Sie Ihre Hände ganz fest. Legen Sie Ihre Ringe ab, dann rutschen Sie nicht aus und vermeiden jede Art von Druck auf die Arme.
- Achten Sie darauf, dass Ihre Ellbogen sich nicht voneinander entfernen oder gegen den Kopf drücken. Damit sie als gute Stütze wirken können, müssen sie genau eine Schulterbreite auseinander sein.
- Es ist die Kopfmitte, der Scheitel, den Sie auf den Boden legen. Der Zeitpunkt wird kommen und Sie werden fünf bis dreißig Minuten lang auf dem Kopf stehen können.
- Führen Sie nicht den Kopf zu den Händen, sondern bringen Sie die gefalteten Hände an Ihren Kopf. Probieren Sie so lange, bis Sie für Ihren Kopf ein richtig bequemes Nest gebaut haben.
- Stoßen Sie sich auf keinen Fall mit den Fußspitzen vom Boden ab. Erst wenn sich die Zehen von alleine, fast automatisch vom Boden abheben, können Sie die Beine hochbringen. Auch wenn Sie merken, dass sie es jetzt schaffen, üben Sie erst die Sicherheit beim Balancieren, indem Sie die Knie erst eine Zeit lang an die Brust drücken. Das schwerste beim richtigen Kopfstand ist das Hochbringen der Beine, wofür Sie eine starke Beinmuskulatur brauchen. Der Kopfstand ist mehr eine Kraft- als eine Geschicklichkeitsübung. Bereiten Sie sich,

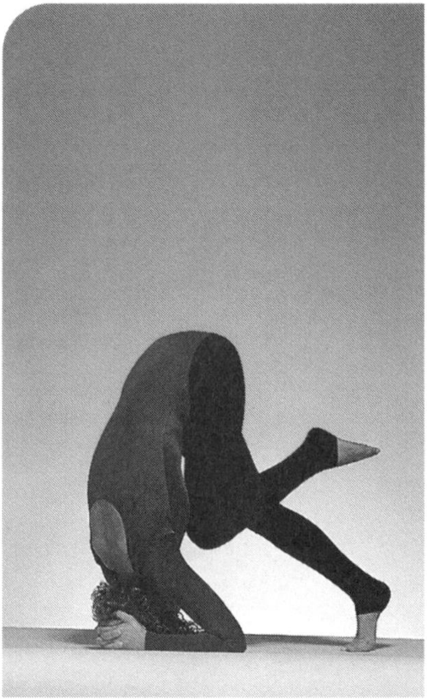

**Abb. 70**

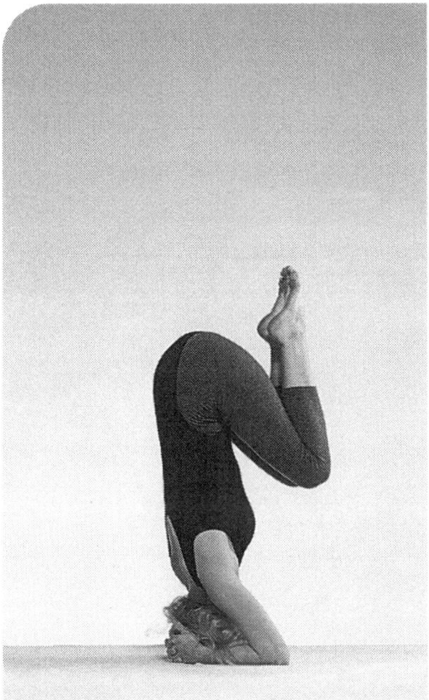

**Abb. 71**

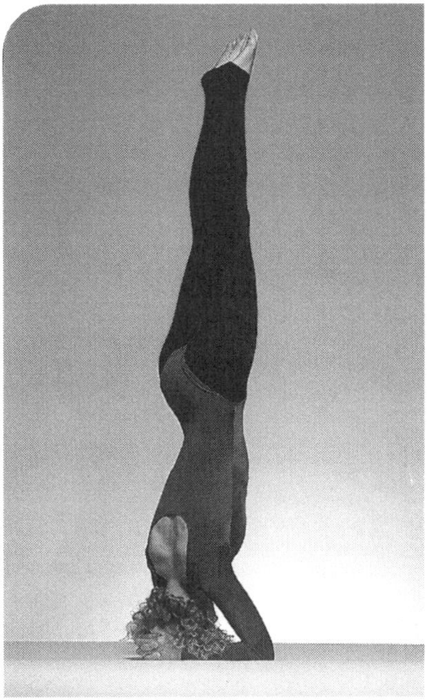

**Abb. 72**

besonders wenn Sie runde Schultern haben, mit der Kobra und dem Bogen auf den Kopfstand vor. Das stärkt die Nackenmuskulatur und macht sie flexibel. Wenn Sie in dem Moment, in dem Sie Ihre Beine strecken, umkippen, dann üben Sie erst die Pumpe und den Baucheinzieher. Dadurch wird die Bauchmuskulatur gestärkt.

■ Lassen Sie sich Zeit und werden Sie nicht mit sich ungeduldig. Der Kopfstand ist eine der schwierigsten Yoga-Stellungen. Um ihn ausführen zu können, muss man sich Zeit lassen. Und man braucht Kraft, Gelenkigkeit und ein ausgeprägtes Gleichgewichtsempfinden. Entwickeln Sie diese Fertigkeiten.

■ Der Anlauf zum Kopfstand bereitet Sie in jeder Hinsicht auf den eigentlichen Kopfstand vor. Er ist aber auch für sich genommen schon eine ganz hervorragende Übung.

# Kopf-zum-Knie-Streckung (Janu Shirshasana)

### Wofür die Übung gut ist

**Die Kopf-zum-Knie-Streckung**

- stärkt und festigt Bauch und Beine
- verringert die Spannung in den Beinen, im Gesäß und im Rücken
- massiert die Unterleibsorgane und fördert ihre Funktion
- stärkt die Wirbelsäule und macht sie elastisch

### Ausführung

**1.** Setzen Sie sich mit geradem Rücken und ausgestreckten Beinen auf den Boden.

**2.** Beugen Sie das rechte Bein und bringen Sie den rechten Fuß (das Knie bleibt auf dem Boden) so nah wie möglich an Ihren Körper. *(Abb. 73)*

**3.** Strecken Sie die Arme aus und lassen Sie sie ganz langsam an Ihrem Bein heruntergleiten, so weit Sie können. Dabei beugen Sie den Oberkörper nach vorn, wobei Sie die Wirbelsäle Wirbel für Wirbel abrollen. *(Abb. 74)*

**4.** Halten Sie sich nun an Ihrem Bein fest. Je nachdem, wie gelenkig Sie sind, kann das in Knie-, Knöchel- oder Wadenhöhe sein.

**5.** Beugen Sie die Ellbogen nach außen und nach unten und ziehen Sie sich ganz sanft nach vorn und nach unten. Damit Sie sich keine Zerrung zuziehen, müssen Sie die Bewegungen ganz sanft, ohne Ruck ausführen.

**6.** Gehen Sie nur so weit, wie es Ihnen ohne Anstrengung möglich ist.

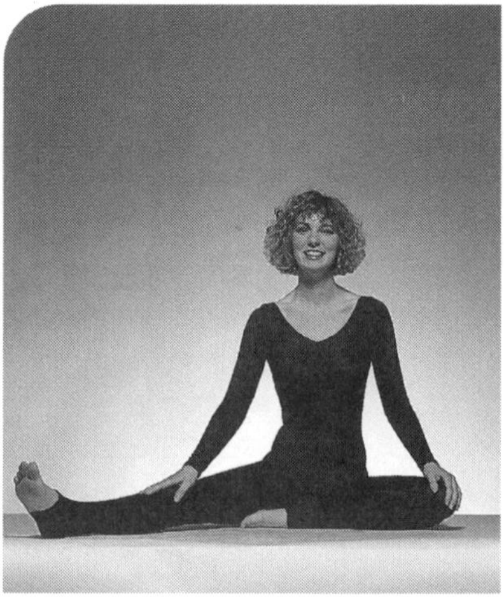

**Abb. 73**

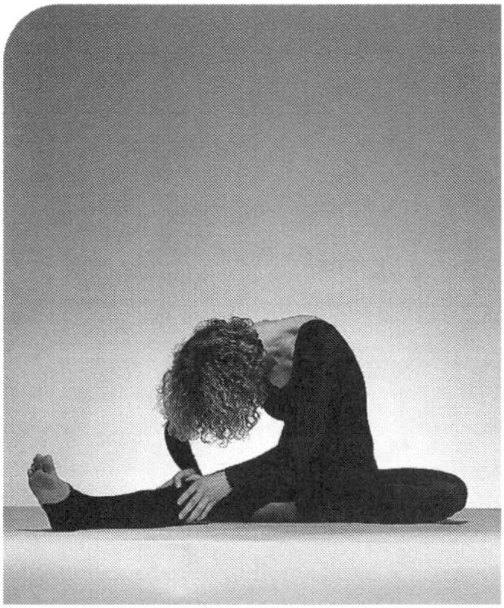

**Abb. 74**

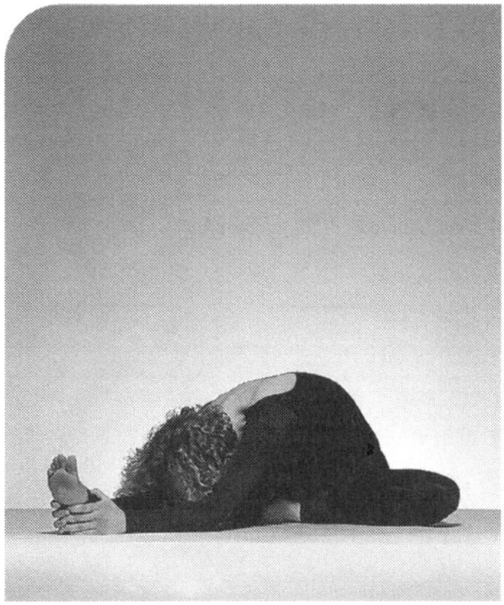

**Abb. 75**

Dann verharren Sie so fünf bis dreißig Sekunden. Atmen Sie so normal wie möglich. *(Abb. 75)*

**7.** Richten Sie sich ganz langsam wieder auf und wiederholen Sie die Übung mit dem anderen Bein.

**8.** Führen Sie die Übung dreimal pro Seite aus.

### SO IST ES RICHTIG

- Es ist erstaunlich, wie bald es Ihnen bei etwas Ausdauer möglich ist, mit dem Kopf an das Knie zu kommen. Ein steifer Rücken und angespannte Kniesehnen gehören zu den ersten Alterserscheinungen. Diese Übung lockert beide, auch wenn Sie noch so unbeweglich sind.
- Lassen Sie die Knie am Boden und machen Sie keine ruckartigen Bewegungen. Der Effekt dieser Yoga-Übung liegt im regungslosen Verharren, das jede Art von Zerrung verhindert

# Löwe (Simhasana)

### Wofür die Übung gut ist

**Der Löwe**

- entspannt das Gesicht
- festigt die Nacken- und Gesichtsmuskulatur
- verringert ein Doppelkinn
- glättet Fältchen
- fördert die Durchblutung und sorgt somit für einen frischen Teint
- bringt Erleichterung bei Halsschmerzen und kräftigt die Stimme

### Ausführung

1. Knien Sie sich mit dem Gesäß auf den Fersen ruhend hin. Die Hände liegen mit den Handflächen nach unten auf den Schenkeln. *(Abb. 76)*

2. Spreizen Sie Ihre Finger und lassen Sie sie langsam nach vorn gleiten, bis die Fingerspitzen den Boden berühren.

3. Beugen Sie Ihren Körper nach vorn, das Gesäß auf den Fersen hoch, die Arme sind ausgestreckt.

4. Reißen Sie Ihre Augen weit auf.

5. Strecken Sie Ihre Zunge so weit wie möglich heraus. Versuchen Sie, mit der Zunge bis an Ihr Kinn zu kommen. *(Abb. 77)*

6. Verharren Sie so für zehn Sekunden.

7. Setzen Sie sich wieder auf die Fersen. Ziehen Sie Ihre Zunge zurück und entspannen Sie sich vollkommen.

8. Wiederholen Sie die Übung zweimal.

**SO IST ES RICHTIG**

- Strecken Sie Ihre Zunge ganz weit heraus.
- Lassen Sie sich nicht von dem Gefühl irritieren, Sie hätten einen Knebel im Mund. Das kommt nur am Anfang vor und verliert sich später.
- Machen Sie diese Übung auch mit geschlossenen Augen zur Sonne hin. Genießen Sie das herrliche Gefühl der Entspannung, wenn Sie sich zurücksetzen.
- Der Löwe sollte für jeden eine Muss-Übung sein. Sie ist ein natürliches Schönheitsmittel, da sie Fältchen glättet und den Teint frischer wirken lässt. Außerdem baut die Übung Spannungen ab. Sie können sich dabei richtig schön abreagieren!

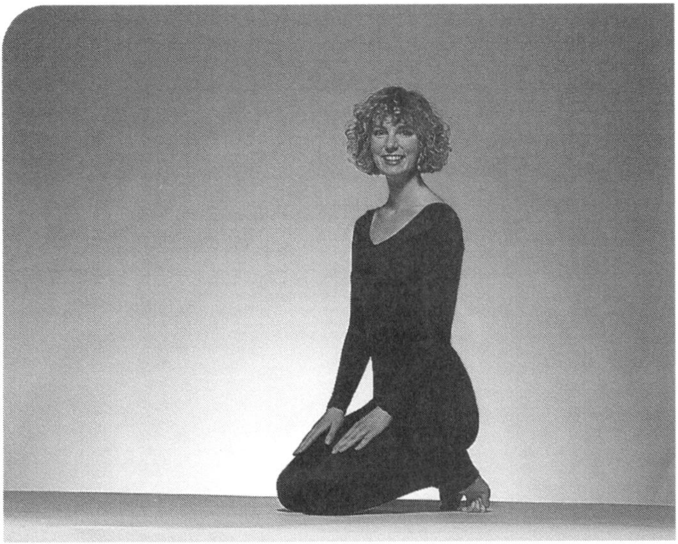

Abb. 76

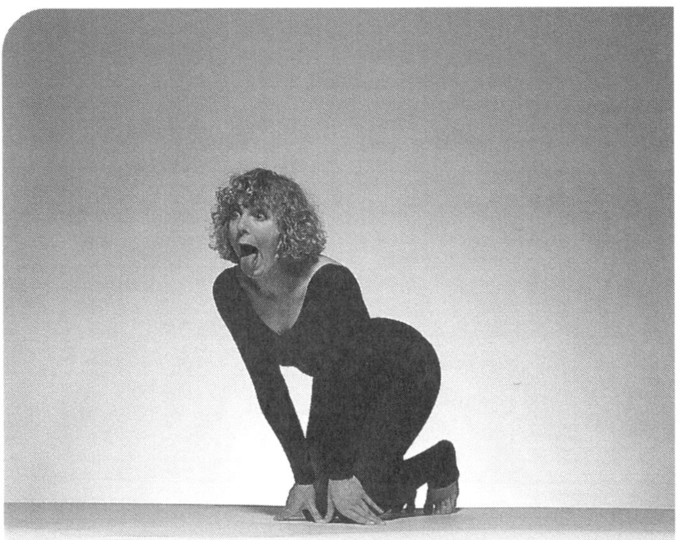

Abb. 77

# Nackenrollen

### Wofür die Übung gut ist

**Das Nackenrollen**

- hilft bei tief sitzender Nackenverspannung
- bringt Erleichterung bei einem steifen Hals und oft auch bei Kopfschmerzen
- hilft, den ganzen Körper zu entspannen, besonders bei Schlaflosigkeit
- reduziert ein Doppelkinn

### Ausführung

**1.** Setzen Sie sich mit zurückgezogenen Schultern bequem in den Schneidersitz oder auf einen Stuhl.

**2.** Lassen Sie Ihren Kopf langsam vornüber kippen, bis er wie ein ausgeleierter Puppenkopf herunterhängt. Verharren Sie so.

**3.** Richten Sie Ihren Kopf – die Schultern bleiben ganz gerade – wieder auf und lassen Sie ihn wieder nach hinten fallen. Wie weit Ihnen das gelingt, hängt ganz davon ab, wie verspannt Sie sind. *(Abb. 78)*

**4.** Lassen Sie Ihren Mund fest geschlossen, verharren Sie so.

**5.** Lassen Sie jetzt Ihren Kopf erst auf die eine Seite, dann auf die andere Seite fallen. Schauen Sie dabei nach oben und verharren Sie auf jeder Seite ein paar Sekunden. *(Abb. 79 und Abb. 80)*

**6.** Stellen Sie sich vor, Sie seien eine Schaufensterpuppe. Dann lassen Sie Ihren Kopf hängen. Rollen Sie in einer sanften ununterbrochenen Bewegung erst nach rechts, dann nach hinten, nach links und nach vorn. Dieses

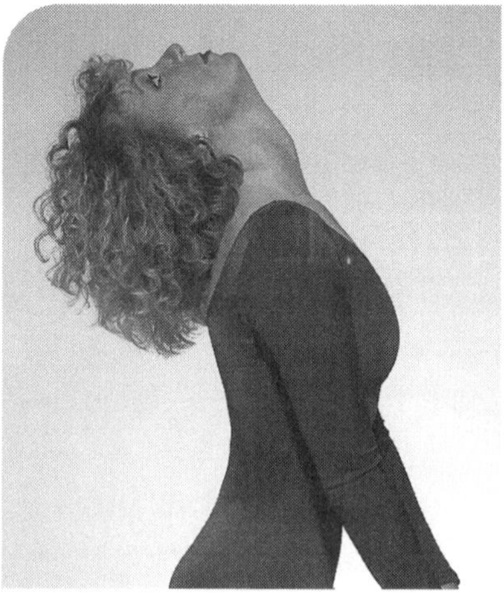

**Abb. 78**

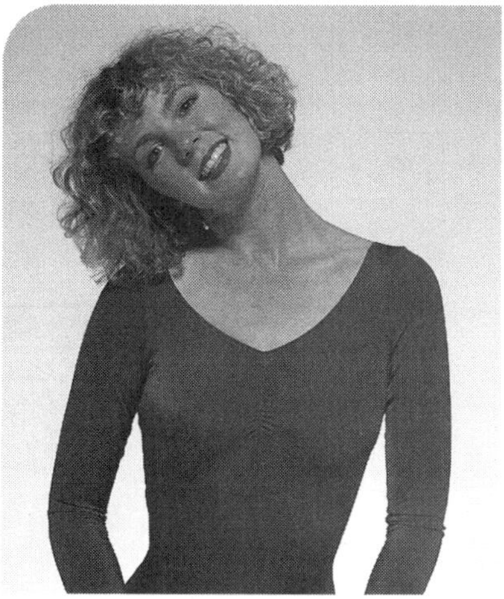

Abb. 79

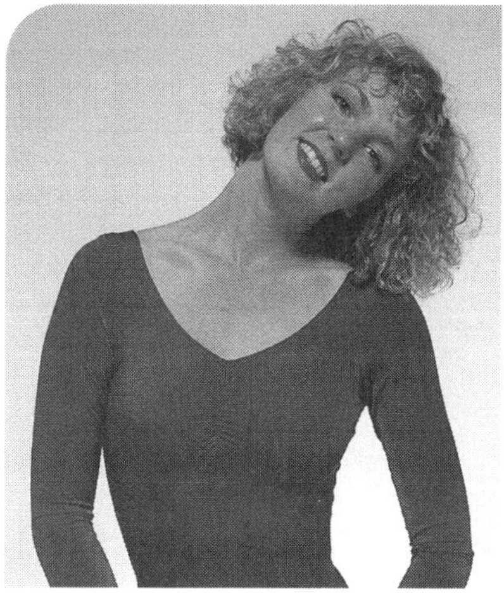

Abb. 80

Rollen sollten Sie nicht von Ihrem Bewusstsein aus kontrollieren. Es muss wie eine kreisende, willenlose Bewegung sein.

**7.** Wiederholen Sie dieses Kreisen in die andere Richtung. Machen Sie die ganze Übung noch dreimal.

## SO IST ES RICHTIG

■ Das Nackenrollen ist eine einzigartige Übung zum Entspannen und schnellen Auftanken von Energie. Schließen Sie die Augen dabei. Dann können Sie spüren, wie die Spannung nachlässt. Führen Sie die Übung ganz langsam aus. Lassen Sie Ihren Kopf sanft über die verkrampften Stellen rollen. Anfangs können Sie vielleicht ein paar knackende Geräusche hören, die aber schnell vergehen. Denn durch diese Übung werden die Nackengelenke geschmiert. Das Gefühl, Nacken und Wirbelsäule seien aneinander geschweißt, ist eine der ersten Alterserscheinungen.

# Pendel

### Wofür die Übung gut ist

**Das Pendel:**

- lindert Schmerzen bei Schulterbeschwerden
- fördert die Durchblutung von Kopf und Oberkörper
- beseitigt Spannungen und vermittelt ein Energiegefühl
- verbessert die Haltung
- kräftigt die Muskulatur der Schultern und des oberen Rückens

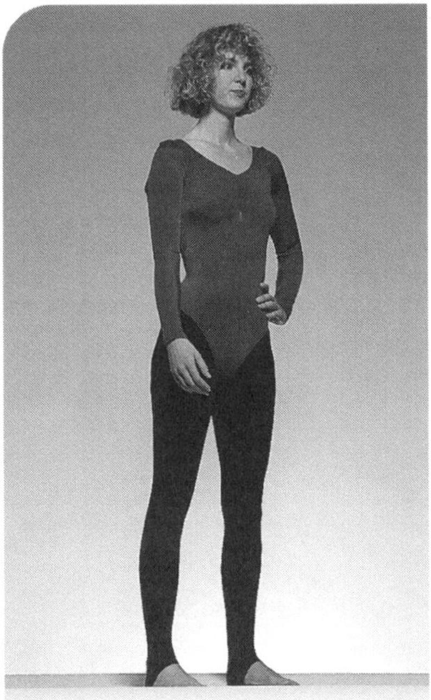

**Abb. 81**

### Ausführung

1. Stellen Sie sich mit bequem gespreizten Füßen hin und stützen Sie die linke Hand in die Taille. *(Abb. 81)*

2. Beugen Sie sich aus der Taille langsam nach vorn. Dann lassen Sie Ihren rechten Arm kraftlos nach unten hängen.

3. Schwingen Sie jetzt Ihren rechten Arm wie ein Pendel vor den Beinen hin und her. Hierbei ist es wichtig, dass die Bewegung nicht durch Ihren Willen kontrolliert wird. Der Arm sollte aus sich selbst heraus, fast kraftlos, die Pendelbewegung ausführen. *(Abb. 82)*

4. Richten Sie sich langsam wieder auf und bringen Sie Ihren rechten Arm hinter den Kopf. Strecken Sie ihn, so weit es geht, nach hinten. Verharren Sie so und entspannen Sie sich. *(Abb. 83)*

5. Wiederholen Sie das Ganze mit dem anderen Arm.

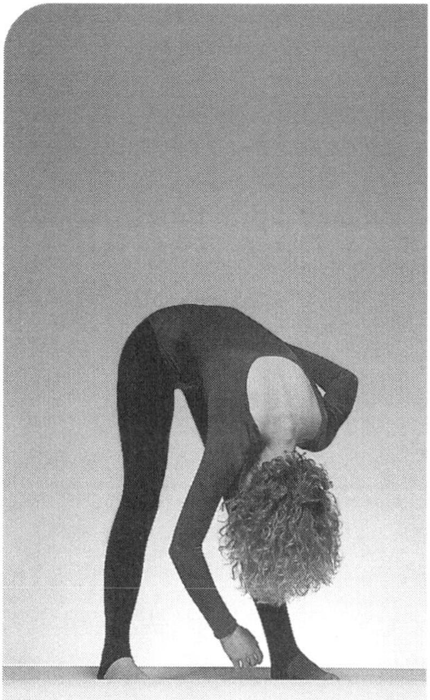

Abb. 82

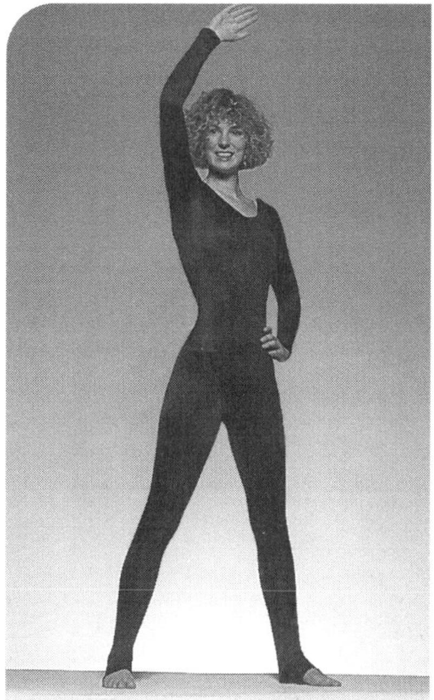

Abb. 83

**6.** Dann mit beiden Armen.

**7.** Wiederholen Sie den ganzen Turnus zwei- bis dreimal und pendeln Sie in beide Richtungen.

### SO IST ES RICHTIG

- Halten Sie die Knie schön durchgestreckt. Achten Sie darauf, dass sich Ihr Arm nicht steif bewegt.
- Menschen, die keinerlei Beschwerden haben, erscheint das Pendel verführerisch einfach. Denen aber, die verspannt sind oder Schmerzen in den Schultern haben, bringt diese Asana eine große Erleichterung.

# Perfekter Sitz (Siddhasana)

## Wofür die Übung gut ist

**Der perfekte Sitz**

- ist ideal für längeres Sitzen
- entspannt den ganzen Körper
- streckt und kräftigt die Beine und den unteren Teil des Rückens
- wirkt wohltuend auf die Blase und die Harnwege

## Ausführung

**1.** Setzen Sie sich mit ausgestreckten, weit gespreizten Beinen auf den Boden.

**2.** Bringen Sie Ihre rechte Fußsohle an den Schenkel Ihres linken Beines. Das rechte Knie bleibt am Boden.

**3.** Beugen Sie das linke Bein, fassen Sie die Zehen fest mit beiden Händen und legen Sie den linken Fuß ganz behutsam auf den rechten.

**4.** Damit es Ihnen nicht unbequem wird, legen Sie die Fußknöchel lieber nebeneinander. Wenn sie aufeinander liegen, tut es leicht weh. Bringen Sie nun die Zehen des linken Fußes in die Spalte, die vom Oberschenkel und der Wade des rechten Beines gebildet wird. *(Abb. 84)*

**5.** Halten Sie Ihren Rücken vollkommen gerade. Beide Knie sollten so nah wie möglich am Boden bleiben.

**6.** Verharren Sie so lange in dieser Stellung, bis es Ihnen unbequem wird.

**7.** Wiederholen Sie die Übung mit dem anderen Bein.

### SO IST ES RICHTIG

- Wie fast bei allen Yoga-Stellungen dürfen Sie auch bei dieser keinerlei Gewalt anwenden. Erzwingen Sie nichts. Manche schaffen diesen Sitz auf Anhieb, manche brauchen ein Jahr und länger. Da die Kniemuskulatur zu Zerrungen neigt, wäre falscher Ergeiz schädlich. Geben Sie aber nicht auf! Versuchen Sie es immer wieder, auch wenn Ihre Knie irgendwo gen Himmel zeigen und nicht am Boden liegen bleiben. Auf die Dauer gesehen ist dieser Sitz sehr bequem und vor allen Dingen gesund.

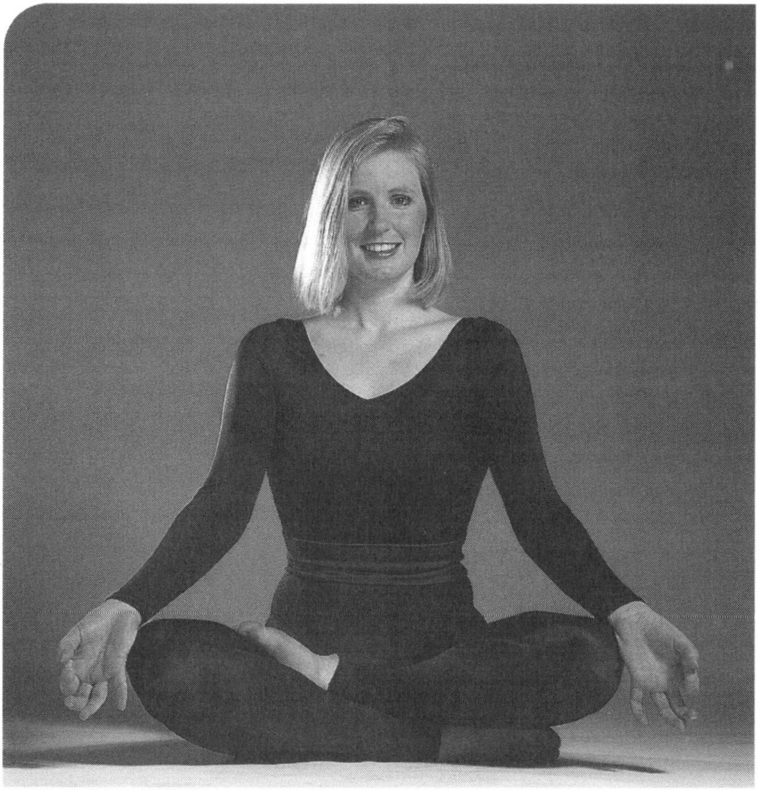

**Abb. 84**

## Pflug (Halasana)

### Wofür die Übung gut ist

**Der Pflug**

- macht die Wirbelsäule elastisch
- regt die Schilddrüse an
- stärkt und festigt die Bauchmuskulatur
- trainiert Schenkel und Hüfte und macht sie schlanker
- mildert tief sitzende Spannungen und Kopfschmerzen
- kräftigt das Nervensystem
- fördert die Durchblutung
- massiert Milz, Leber, Bauchspeicheldrüse und Nieren
- fördert Energie und Vitalität
- stärkt den Nacken
- hilft, einen großen Busen zu verkleinern

### Ausführung

1. Legen Sie sich mit ausgestreckten Beinen auf den Rücken, die Arme anliegend, mit den Handflächen nach unten.

2. Heben Sie langsam die Beine unter Anspannung der Bauch- und Beinmuskulatur hoch.

3. Stützen Sie sich mit Ihren Fingerspitzen ab und heben Sie so das Gesäß und den unteren Teil des Rückens hoch. *(Abb. 85)*

4. Schieben Sie Ihre Beine über den Kopf und versuchen Sie, den Boden mit den Zehen zu berühren. Sie müssen dabei in der Taille abknicken. Halten Sie die Knie schön gestreckt. *(Abb. 86)*

5. Auch wenn Ihre Füße nicht bis zum Boden kommen, verharren Sie so lange, bis es Ihnen unbequem wird, wenn möglich eine Minute.

6. Atmen Sie normal.

7. Kommen Sie langsam aus der Stellung, indem Sie Ihre Knie beugen. Wenn die Beine in senkrechter Stellung sind, strecken Sie sie wieder aus. *(Abb. 87 und Abb. 88 sind fortgeschrittene Stellungen)*

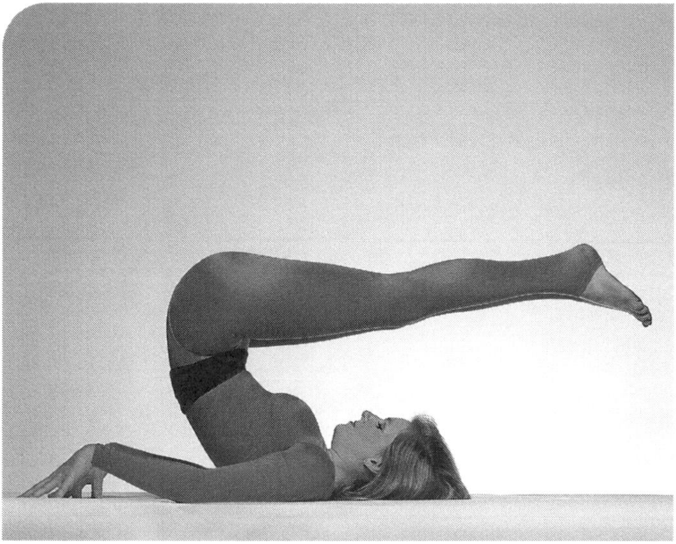

**Abb. 85**

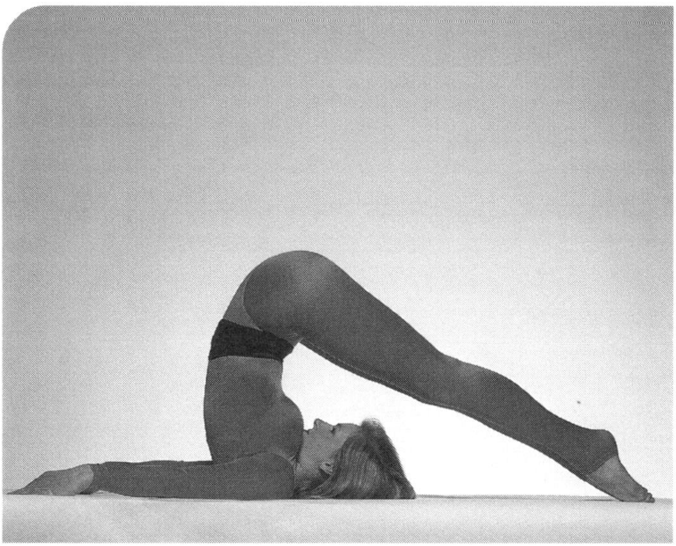

**Abb. 86**

## SO IST ES RICHTIG

■ Lassen Sie sich nicht entmutigen, wenn Sie Ihr Gesäß nur ein paar Zentimeter vom Boden hochbekommen. Das ist nicht entscheidend! Gehen Sie nur so weit, wie Sie können. Sobald Sie ein Ziehen und Zerren spüren, verharren Sie in der Stellung. Das Gesäß wird nicht weiter angehoben. Das gefährdet den Erfolg dieser Übung nicht. Verharren Sie dort und wiederholen Sie das ein paar Mal. Das Verharren in dieser Stellung kräftigt bereits die Muskeln. Heben Sie nicht den Kopf, wenn Sie Ihre Füße wieder auf den Boden zurückbringen. Achten Sie aber darauf, dass Ihre Knie durchgedrückt sind.

■ Atmen Sie so normal wie möglich. Je mehr Sie üben, desto leichter wird Ihnen diese Übung fallen. Bleiben Sie immer ganz locker.

■ Falls Sie dennoch ein Gefühl der Atemlosigkeit empfinden, stützen Sie Ihre Beine auf einen niedrigen Schemel hinter sich. Auch diese kleine Verschnaufpause gefährdet nicht den Erfolg der Übung. Bleiben Sie also ganz gelassen und gönnen Sie sich diese kleine Hilfestellung. Nur Ausdauer führt zum gewünschten Erfolg.

■ Sie werden über Ihre schnellen Fortschritte beim Pflug erstaunt sein. Sogar ältere Menschen schaffen es in verhältnismäßig kurzer Zeit, ihre Zehen bis auf den Boden zu bekommen. Die Wirbelsäule ist oft jahrelang durch eine falsche Haltung vollkommen unnatürlich zusammengepresst worden. Diese Asana streckt und entspannt den ganzen Körper. Sie werden begeistert sein.

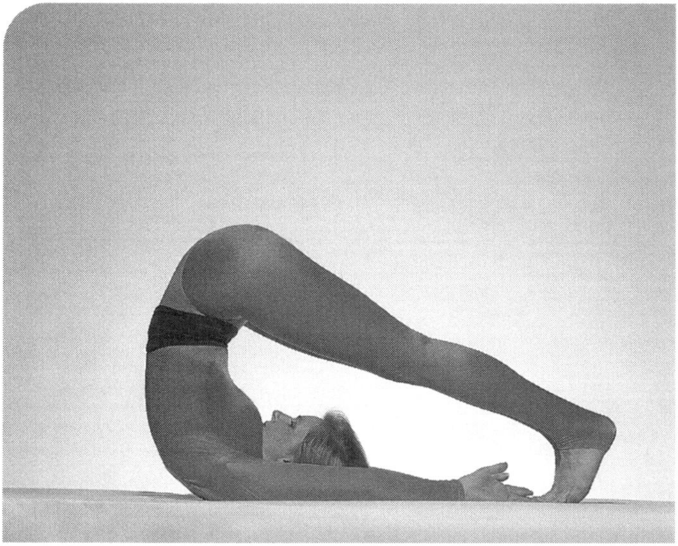

**Abb. 87**

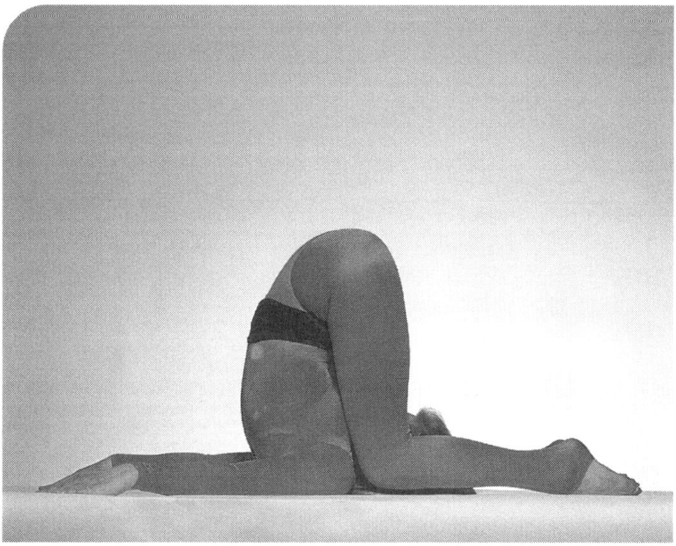

**Abb. 88**

# Pumpe (Urdhua Prasarita Padasana)

### Wofür die Übung gut ist

**Die Pumpe**

- fördert die Durchblutung
- festigt und strafft den Bauch und das Gesäß
- stärkt die Rückenmuskulatur
- baut Fettpolster an der Taille ab
- kräftigt und massiert die Unterleibsorgane
- schafft Erleichterung bei Blähungen, fördert die Verdauung

### Ausführung

1. Legen Sie sich flach auf den Rücken. Die Arme liegen mit den Handflächen nach unten am Körper, halb unter dem Gesäß.

2. Pressen Sie mit ausgestreckten und geschlossenen Beinen Ihre Handflächen gegen den Boden.

3. Bringen Sie ganz langsam Ihre ausgestreckten Beine hoch. *(Abb. 89)* Erst nach fünfzehn Sekunden sollen sie einen rechten Winkel zum Boden bilden.

4. Verharren Sie in dieser Stellung. *(Abb. 90)*

5. Bringen Sie die Beine jetzt langsam wieder zum Boden. Je näher Sie dem Boden sind, desto langsamer. *(Abb. 91)*

6. Wiederholen Sie die Übung mehrmals.

**SO IST ES RICHTIG**

- Um ein Höchstmaß an Wirkung zu erzielen, müssen Sie sich ganz langsam bewegen. Je näher Ihre Füße am Boden sind, desto langsamer müssen Sie werden.

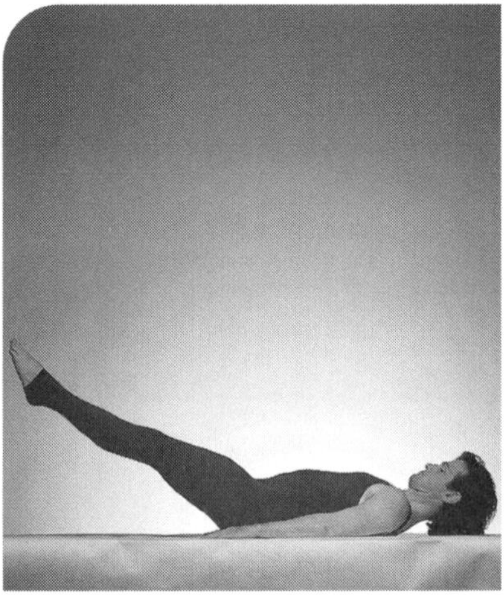

**Abb. 89**

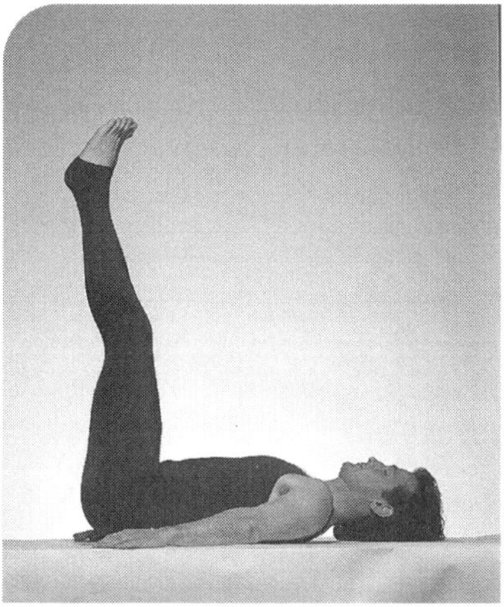

**Abb. 90**

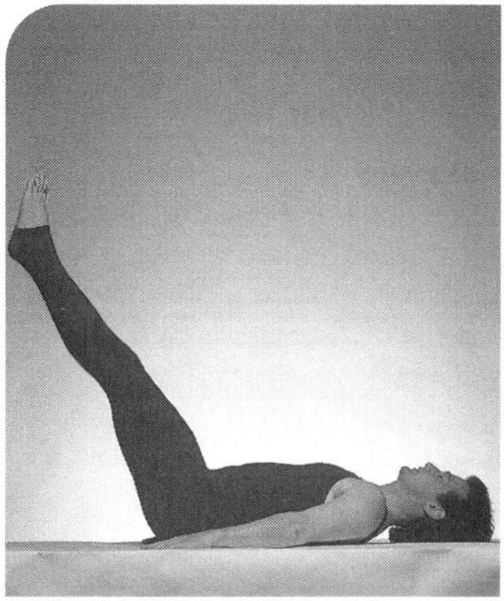

**Abb. 91**

■ Lassen Sie die Knie vollkommen gestreckt. Und bleiben Sie mit dem Kopf auf dem Boden, wenn Sie aus dieser Stellung kommen.
■ Halten Sie nicht den Atem an.
■ Für eine Stärkung der Bauchmuskulatur ist die Pumpe ein Muss. Sie ist zwar anstrengend, aber das Ergebnis ist immer erfreulich.

### Variation

1. Legen Sie sich wie oben auf den Rücken usw. Dann heben Sie die Beine um dreißig Grad. Verharren zehn Sekunden, weiter dreißig Grad, verharren zehn Sekunden, dann senkrecht. Ebenso langsam wieder zum Boden zurück.

2. Wenn Sie eine schwache Bauchmuskulatur oder gerade entbunden haben, beginnen Sie diese Übung zuerst mit einem Bein.

# Querbalken (Paraighasana)

## Wofür die Übung gut ist

### Der Querbalken

- sorgt für eine straffe Bauchdecke
- strafft und formt die Innenseite der Schenkel
- schafft Erleichterung bei einem steifen Rücken
- streckt die gesamte Beckengegend
- regt die Unterleibsorgane an
- trainiert die Knöchel

## Ausführung

1. Knien Sie sich gerade auf den Boden, die Füße bleiben geschlossen.

2. Strecken Sie das rechte Bein nach rechts aus. Achten Sie darauf, dass Ihre Knie und Fußspitzen gestreckt sind.

3. Heben Sie die Arme seitlich. *(Abb. 92)*

4. Legen Sie den rechten Arm mit der Handfläche nach oben auf das rechte Bein.

5. Beugen Sie Ihren Körper nach rechts und lassen Sie das rechte Ohr auf dem Arm ruhen. *(Abb. 93)*

6. Heben Sie jetzt Ihren linken Arm langsam über den Kopf und versuchen Sie, ihn bis zur rechten Hand zu bringen, sodass sich die Handflächen berühren.

7. Schauen Sie nach vorn, durch die Öffnung der Arme hindurch. *(Abb. 94)*

8. Verharren Sie, so lange es Ihnen ohne Anstrengung möglich ist (fünf bis dreißig Sekunden lang). Atmen Sie dabei so normal wie möglich.

## SO IST ES RICHTIG

- Lassen Sie sich auf keinen Fall entmutigen, wenn Sie anfänglich weit von der Idealstellung entfernt sind. Das Schöne an Yoga ist, dass Sie täglich Fortschritte machen.
- Beugen Sie sich von der Taille aus nicht nach vorn, sondern zur Seite.

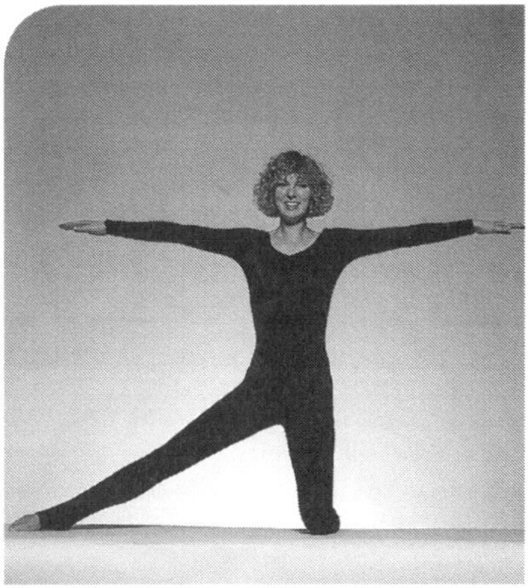

**Abb. 92**

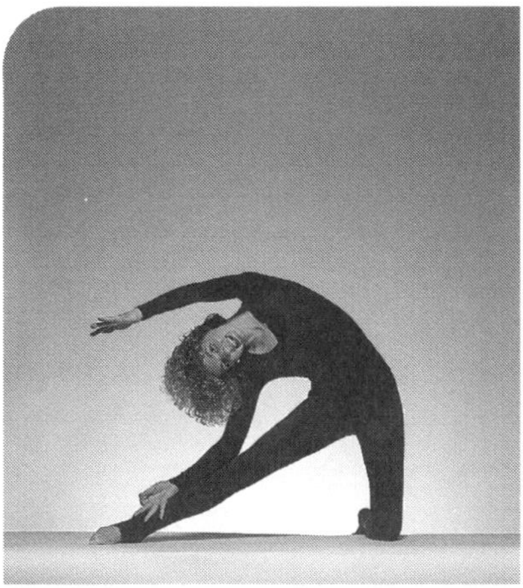

**Abb. 93**

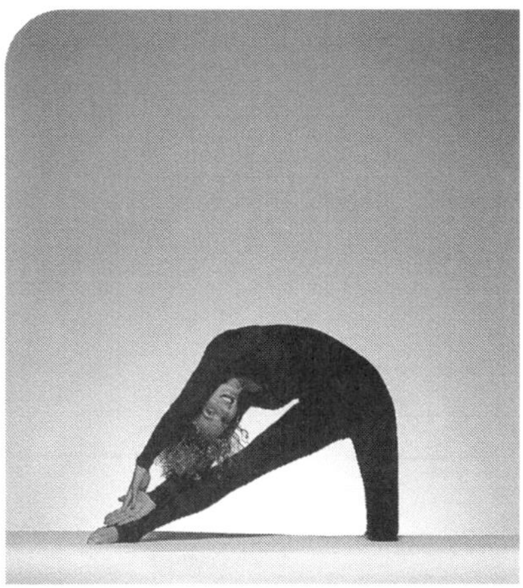

**Abb. 94**

# Rock 'n' Roll

### Wofür die Übung gut ist

**Rock 'n' Roll**

- vermittelt ein Gefühl von Wärme und Energie
- macht die Wirbelsäule biegsam und gelenkig
- stärkt die Bauchmuskulatur
- massiert und lindert Verspannungen im Nacken und entlang der Wirbelsäule
- regt Leber und Milz an
- fördert die Verdauung und Entleerung

### Ausführung

**1.** Setzen Sie sich mit angezogenen Knien auf den Boden.

**2.** Falten Sie die Hände unterhalb der Knie.

**3.** Bringen Sie Ihren Kopf so nah wie möglich an die Knie und lassen Sieh ihn während der Übung dort. *(Abb. 95)*

**4.** Rollen Sie sich sanft auf Ihrer Wirbelsäule nach hinten. Der Rücken ist dabei abgerundet, die Füße sind geschlossen. *(Abb. 96)*

**5.** Rollen Sie in einem leichten Rhythmus vor und wieder zurück *(Abb. 97)*

**6.** Rollen Sie zwölfmal oder eine Minute.

**7.** Vergessen Sie das Atmen nicht: beim Zurückrollen einatmen, beim Vorwärtsrollen ausatmen. Nur dann ist Ihnen der Erfolg sicher!

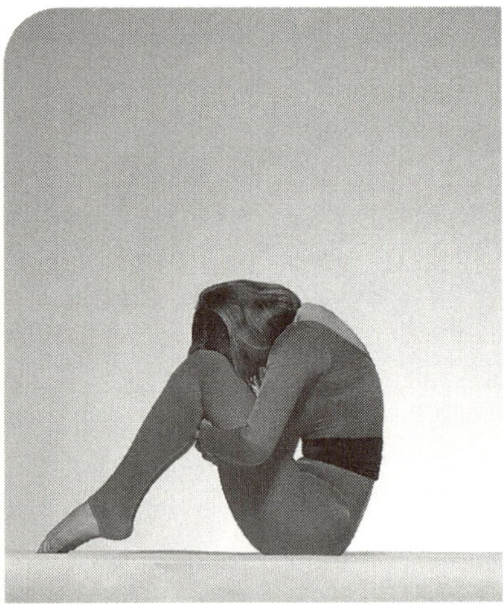

**Abb. 95**

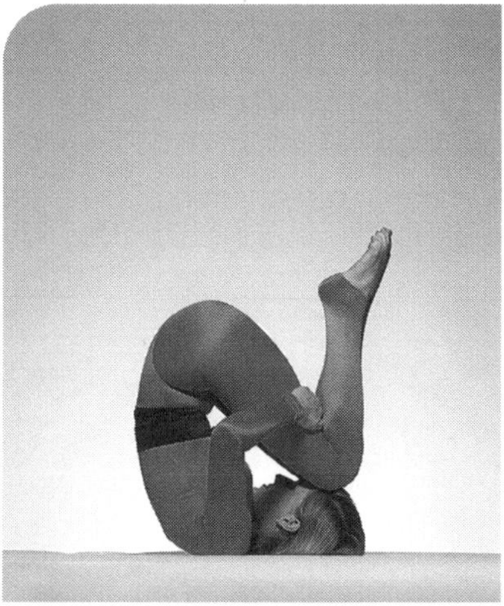

**Abb. 96**

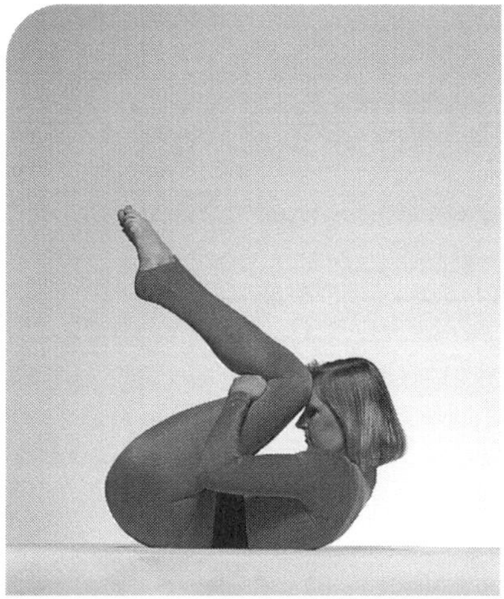

**Abb. 97**

## SO IST ES RICHTIG

- Beginnen Sie die Übung aus der Liegestellung, wenn Sie ein bisschen Angst davor haben, es vom Sitzen aus zu tun.
- Machen Sie diese Übung, wann immer Sie sich verkrampft fühlen.
- Achten Sie darauf, dass Ihr Kopf die ganze Zeit möglichst nah bei den Knien bleibt. Dadurch wird Ihr Rücken schön rund und Sie können besser darauf rollen. Und zwar Wirbel für Wirbel.
- Nutzen Sie die erste Rückenrolle als Schwungkraft für die Rolle nach vorn.
- Diese Übung ist eine Lieblingsübung meines Mannes, wenn er abends müde vom Büro kommt. Statt sich bewegungslos vor den Fernseher zu hocken, macht er sie, sobald er nach Hause kommt. Er weiß, dass sie ihn entkrampft und ihm so den Rest des Tages verschönt.
- Und das ist für ihn die totale Entspannung.

# Rumpfbeuge im Sitzen (Paschimottanasana)

## Wofür die Übung gut ist

**Die Rumpfbeuge im Sitzen**

- stärkt die Bauchmuskulatur und kräftigt die inneren Organe
- streckt, macht gelenkig und hilft bei Verspannungen in den Beinen und der Wirbelsäule
- stärkt das gesamte Nevernsystem
- fördert die Verdauung und die Entleerung
- kräftigt die Nieren
- massiert das Herz
- streckt die Beckengegend und durchblutet sie
- vermittelt ein Gefühl der Vitaliät

## Ausführung

**1.** Setzen Sie sich mit ausgestreckten, geschlossenen Beinen ganz gerade auf den Boden. *(Abb. 98)*

**2.** Heben Sie Ihre Arme über den Kopf und lehnen Sie sich leicht zurück. *(Abb. 99)*

**3.** Beugen Sie sich nun langsam nach vorn, Wirbel für Wirbel. Wenn Sie sich so weit wie möglich nach vorn gebeugt haben, greifen Sie nach dem Teil Ihrer Beine, den Sie mühelos fassen können. *(Abb. 100)*

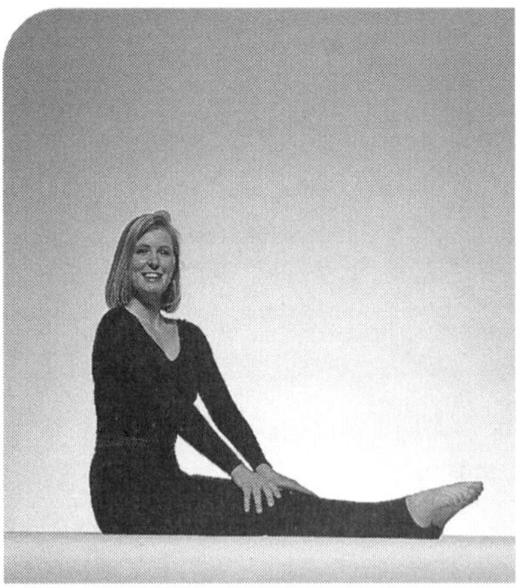

**Abb. 98**

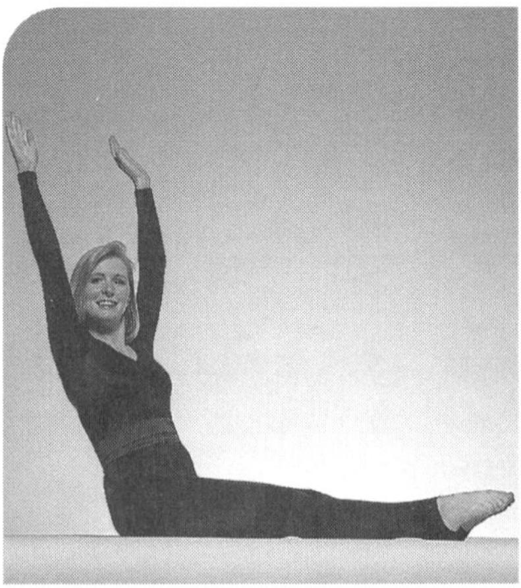

**Abb. 99**

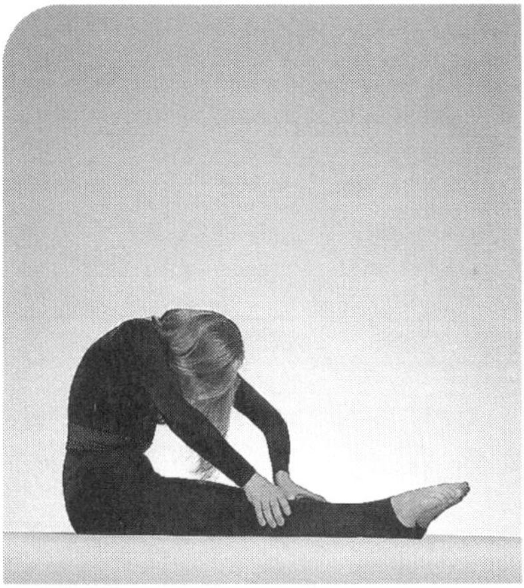

Abb. 100

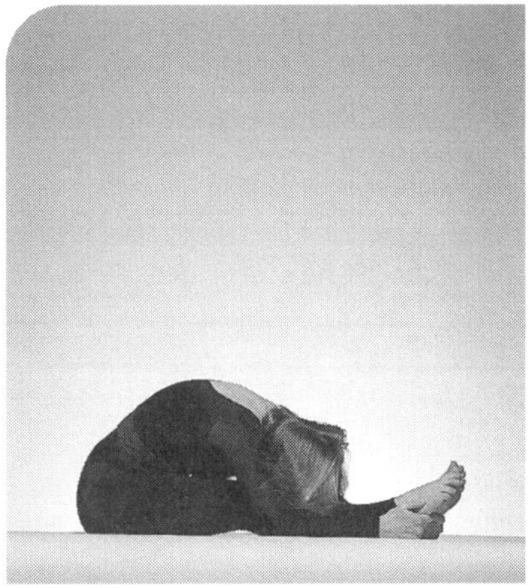

Abb. 101

4. Biegen Sie jetzt Ihre Ellbogen nach außen und versuchen Sie, Ihren Körper sowohl nach vorn als auch nach unten zu drücken, aber nicht mit Gewalt. Das dehnt die Wirbelsäule.

5. Lassen Sie Ihren Kopf nach unten hängen. Verharren Sie so fünf bis dreißig Sekunden und atmen Sie dabei so normal wie möglich. *(Abb. 101)*

6. Mit der Zeit wird es Ihnen gelingen, Ihren Kopf auf die Knie zu legen und die Zehen (anstatt der Fußknöchel) anzufassen, indem Sie Ihre Ellbogen dabei auf den Boden legen.

7. Richten Sie sich ganz langsam auf und wiederholen Sie die Übung noch zweimal.

**SO IST ES RICHTIG**

- Halten Sie die ganze Zeit über Ihre Beine gestreckt. Verharren Sie vollkommen bewegungslos, denn sonst verschwenden Sie Kraft und Mühe.
- Machen Sie keine ruckartigen Bewegungen, nur um weiter oder tiefer zu kommen.
- Es ist viel wichtiger, die bisher steife und ungelenke Wirbelsäule nach vorn zu beugen, als nach unten zu drücken. Und trotzdem werden Sie schnell Fortschritte erzielen.

# Rumpfbeuge im Stehen (Uttanasana)

## Wofür die Übung gut ist

**Die Rumpfbeuge im Stehen**

- hilft verspannten Kniemuskeln und macht die Beine gelenkiger
- fördert die Durchblutung des Kopfes, ist also gut gegen Falten, für einen gesunden Teint und für die geistige Wachsamkeit
- macht die Wirbelsäule gelenkig und biegsam
- vermittelt neue Energie
- entspannt den Rücken und die Schultern
- ist verdauungsfördernd
- hilft bei Fettleibigkeit

## Ausführung

**1.** Stellen Sie sich mit fast geschlossenen Füßen hin.

**2.** Heben Sie ganz langsam Ihre Hände über den Kopf. *(Abb. 102)*

**3.** Beugen Sie sich von der Taille aus nach vorn; lassen Sie zuerst den Kopf vornüber fallen und rollen Sie dann Wirbel für Wirbel ab. *(Abb. 103)*

**4.** Halten Sie Ihre Arme neben den Ohren und lassen Sie Ihren Körper kurz durch sein eigenes Gewicht nach unten hängen. *(Abb. 104)*

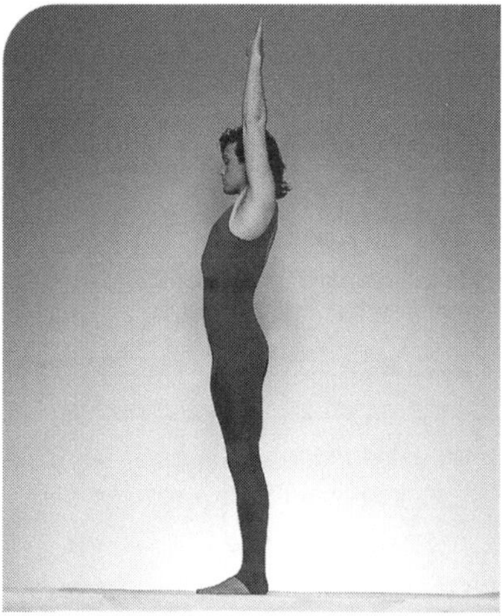

**Abb. 102**

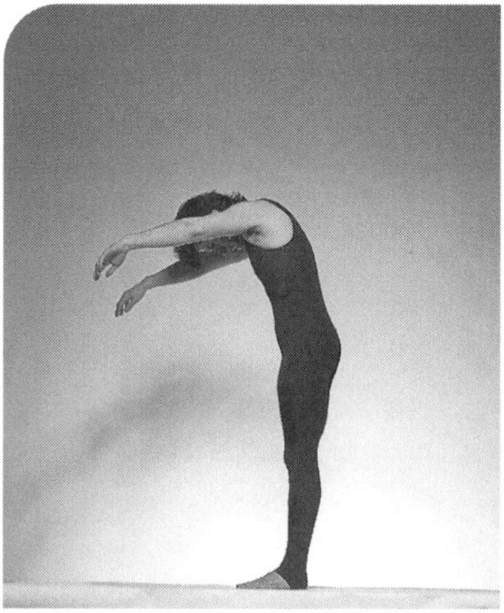

**Abb. 103**

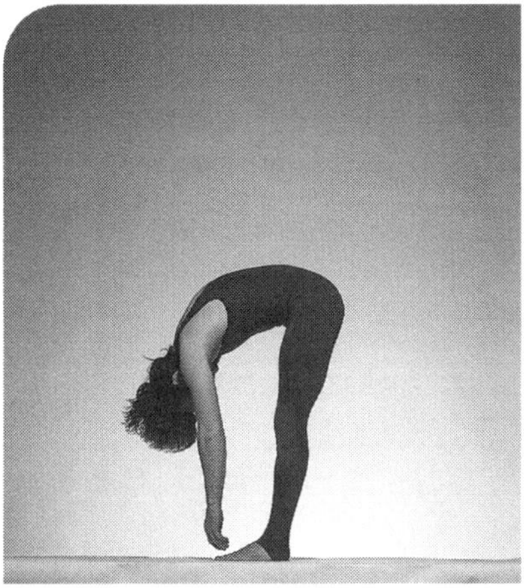

Abb. 104

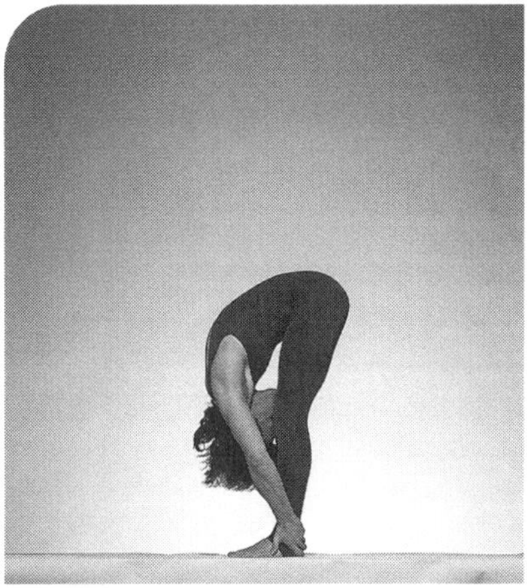

Abb. 105

5. Greifen Sie nach Ihren Knöcheln oder Beinen. Pressen Sie Ihr Kinn an den Hals.

6. Biegen Sie Ihre Ellbogen nach außen und strecken Sie sich sanft nach unten und innen, indem Sie versuchen, mit Ihrer Stirn die Knie zu berühren. *(Abb. 105)*

7. Verharren Sie fünf bis dreißig Sekunden in dieser Stellung.

8. Richten Sie sich ganz langsam wieder auf. Lassen Sie Ihre Arme an den Ohren und rollen Sie Ihre Wirbelsäule wieder zurück.

9. Wiederholen Sie die Übung zweimal.

## SO IST ES RICHTIG

- Machen Sie keine ruckartigen Bewegungen.
- Kümmern Sie sich weniger darum, wie weit Ihre Hände vom Boden entfernt sind, als darum, wie weit Ihre Stirn von den Knien weg ist.
- Die Rumpfbeuge im Stehen hilft beim Abbauen von Verspannungen im Rücken und in den Kniekehlen. Allein durch das Gewicht Ihres Körpers werden diese Körperteile trainiert und gelockert. Und irgendwann können Sie den Boden mit den Händen berühren.
- Wichtig ist, dass Sie alle Bewegungen ganz langsam ausführen.

## Schwamm (Savasana)

### Wofür die Übung gut ist

**Der Schwamm**

- bewirkt eine vollkommene Entspannung der Muskeln
- entspannt das Nervensystem
- beruhigt Geist und Seele
- lindert Angstgefühle, nervöse Zustände und Schlaflosigkeit
- baut Energie auf

### Ausführung

1. Legen Sie sich auf den Boden, die Beine leicht gespreizt. *(Abb. 106)*

2. Strecken Sie die Zehen weit von sich weg. Verharren Sie fünf Sekunden, entspannen Sie sich.

3. Biegen Sie Ihre Zehen in Richtung Kopf, indem Sie die Füße in den Knöcheln beugen; verharren; entspannen.

4. Heben Sie Ihre Fersen ein paar Zentimeter vom Boden und strecken Sie die Beine aus. Pressen Sie Ihre Kniekehlen dabei fest gegen den Boden; verharren; entspannen.

5. Strecken Sie die Beine aus und die Zehen zueinander, indem Sie die Fersen nach außen oben drehen; verharren; entspannen.

6. Kneifen Sie die Gesäßbacken zusammen; verharren; entspannen.

7. Ziehen Sie Ihren Bauch ein und hoch; verharren; entspannen.

8. Machen Sie ein Hohlkreuz, und strecken Sie die Brust heraus; verharren; entspannen.

9. Strecken Sie die Arme aus, die Handflächen nach unten, und biegen Sie die Finger in Richtung Kopf; verharren; entspannen.

10. Beugen Sie die Ellbogen und biegen Sie die Hände vom Handgelenk aus nach außen, Richtung Schultern; verharren; entspannen.

11. Machen Sie eine Faust und breiten Sie Ihre Arme ganz langsam, mit starkem Gegendruck, aus, bis sie in Schulterhöhe sind.

12. Ziehen Sie die Schulterblätter zusammen; verharren; entspannen.

13. Ziehen Sie die Schultern bis zu den Ohren; verharren; entspannen.

14. Ziehen Sie Ihre Mundwinkel nach unten; verharren; entspannen.

15. Drücken Sie die Zungenspitze an den Gaumen; verharren; entspannen.

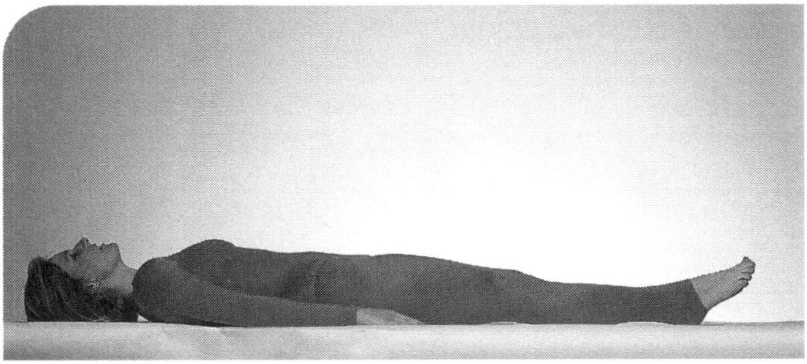

**Abb. 106**

**16.** Spitzen Sie Ihren Mund, ziehen Sie die Nase kraus und drücken Sie Ihre Augen ganz fest zu; verharren; entspannen.

**17.** Lächeln Sie bei geschlossenem Mund, dehnen Sie Ihr Gesicht; verharren; entspannen.

**18.** Gähnen Sie ganz langsam, wehren Sie sich gegen das Öffnen Ihres Mundes.

**19.** Drücken Sie den Kopf fest gegen den Boden; verharren; entspannen.

**20.** Runzeln Sie die Stirn und ziehen Sie die Kopfhaut nach vorn; verharren; entspannen.

**21.** Ziehen Sie den Kopf nach hinten in Richtung Schultern, ohne dabei den restlichen Körper zu bewegen.

**22.** Entspannen Sie sich. Bleiben Sie so für zehn Minuten liegen.

### SO IST ES RICHTIG

- Verharren Sie mindestens fünf Sekunden lang in den Endstellungen.
- Entspannen Sie sich jedes Mal nach dem Verharren, indem Sie wieder in die Ausgangsstellung zurückfallen. Versuchen Sie, sich nach dieser Übung vollkommen zu entspannen. Verbannen Sie alle drückenden Gedanken. Bemühen Sie sich, so wenig wie möglich zu denken. Lassen Sie nur angenehme Dinge an sich vorbeiziehen. Schauen Sie ihnen zu, wie sie kommen und gehen, ganz leidenschaftslos und ruhig. Im Sanskrit wird der Schwamm die „Tote-Mann-Stellung" genannt. Wir nehmen uns heute kaum noch die Zeit, uns zu entspannen. Wir lesen zwar, schauen fern oder schlafen. Aber das bloße Liegen bedeutet noch nicht, dass wir damit nervöse Spannungen abbauen. Unser Körper muss wieder lernen, wie er sich tief entspannen kann.

# Sitzender Held (Virasana)

### Wofür die Übung gut ist

**Der sitzende Held**

- lindert Beschwerden bei Plattfüßen
- wird als Zehn-Minuten-Übung bei müden Beinen empfohlen
- hebt den Fußspann und lockert ihn
- mildert Schmerzen in den Knien und Fersen
- bringt Erleichterung bei Völlegefühl und kann gefahrlos direkt nach dem Essen ausgeführt werden

### Ausführung

1. Knien Sie sich aufrecht hin. Die Knie sind geschlossen, die Füße ungefähr einen halben Meter auseinander. *(Abb. 107)*

2. Senken Sie ganz langsam Ihren Körper, Sie können sich dabei auch mit den Händen abstützen *(Abb. 108)*, bis Sie zwischen Ihren Füßen auf dem Boden zu sitzen kommen.

3. Richten Sie Ihren Rücken auf, bis er ganz gerade ist. Und lassen Sie Ihre Zehen weiterhin nach außen gestreckt.

4. Legen Sie Ihre Hände mit den Handflächen nach unten auf die Knie. *(Abb. 109)*

5. Verharren Sie dreißig Sekunden lang in dieser Stellung und atmen Sie tief.

6. Falten Sie jetzt Ihre Hände und strecken Sie Ihre Arme aus. Die Handflächen zeigen dabei nach oben.

7. Verharren Sie dreißig Sekunden lang.

8. Entspannen Sie sich.

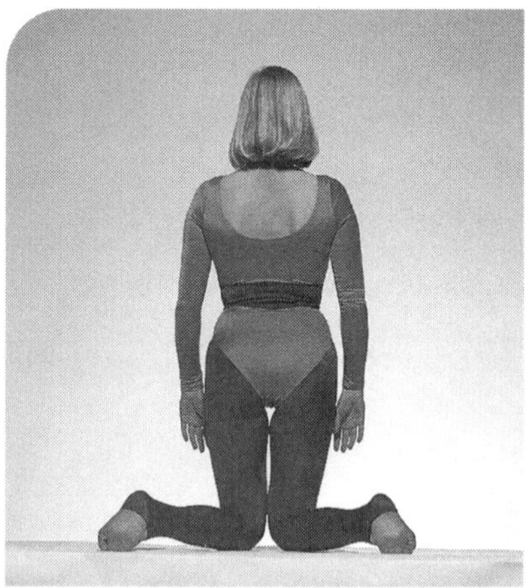

**Abb. 107**

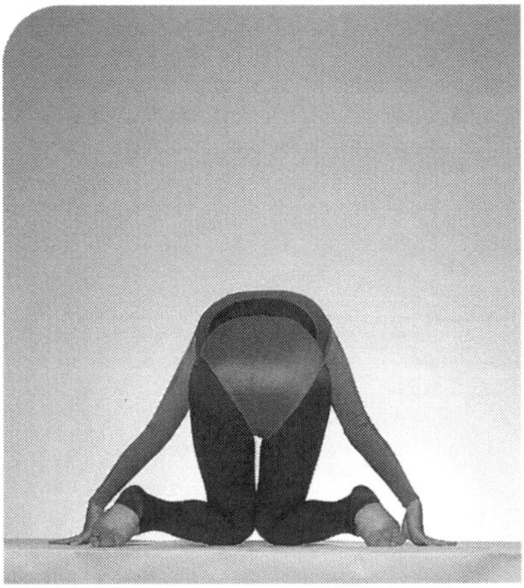

**Abb. 108**

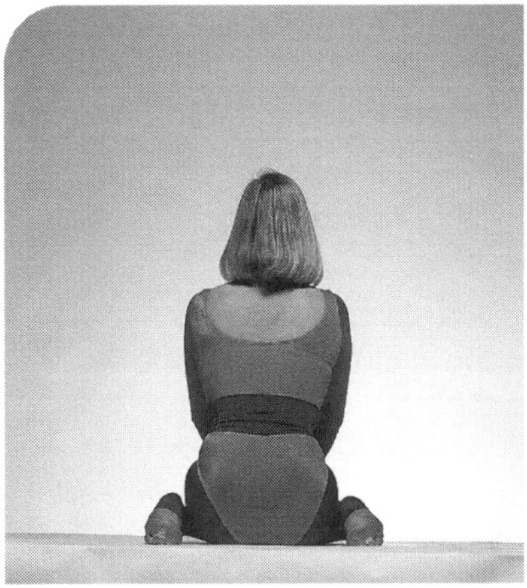

**Abb. 109**

## SO IST ES RICHTIG

- Entspannen sie sich vollkommen in dieser Stellung. Schon nach kurzer Zeit können Sie sich sogar dabei ausruhen.
- Geben Sie nicht auf, wenn Ihnen anfangs das Sitzen zwischen den Füßen schwer fällt. Verschränken Sie die Knöchel und setzen Sie sich darauf, wenn Ihnen das leichter fällt. Versuchen Sie dann, Ihre Füße allmählich weiter voneinander zu entfernen.
- Viele Leute, die aus beruflichen Gründen dauernd auf den Beinen sein müssen, empfinden diese Stellung als wohltuend. In der fortgeschrittenen Form legen Sie sich aus der Sitzstellung auf die Schultern zurück, zum „Liegenden Helden".

# Skalpmassage (Kopfhautmassage)

**Wofür die Übung gut ist**

**Die Skalpmassage**

- verbessert die Durchblutung der Kopfhaut
- entspannt
- macht die Haare gesund und glänzend
- wirkt vorbeugend gegen Haarausfall

**Ausführung**

1. Setzen Sie sich bequem in den Japanischen Sitz. *(siehe Abb. 46)*

2. Greifen Sie voll in Ihre Haare.

3. Pressen Sie Ihre Fäuste fest gegen die Kopfhaut und ziehen Sie das Haar kräftig nach vorn, nach hinten, nach rechts und nach links. Führen Sie diese Bewegung ziemlich schnell aus. *(Abb. 110)*

4. Lassen Sie Ihre Haare jetzt los. Spreizen Sie Ihre Finger und legen Sie sie auf den Kopf, als ob Sie den Kopf waschen wollten. *(Abb. 111)*

5. Drücken Sie mit Ihren Fingern ganz fest gegen die Kopfhaut und bewegen Sie sie gleichzeitig in alle Richtungen. Das ist besser, als jeden Finger einzeln zu bewegen. Und es fühlt sich auch wesentlich angenehmer an.

6. Wiederholen Sie die Übung mehrere Male.

**SO IST ES RICHTIG**

- Achten Sie darauf, dass Sie ein dickes Büschel Haar in den Händen halten, sonst tut es weh. Bleiben Sie dabei mit Ihren Händen ganz dicht am Kopf.
- Die Massage vermittelt der Kopfhaut ein herrlich prickelndes Gefühl und beseitigt tief sitzende Spannungen.

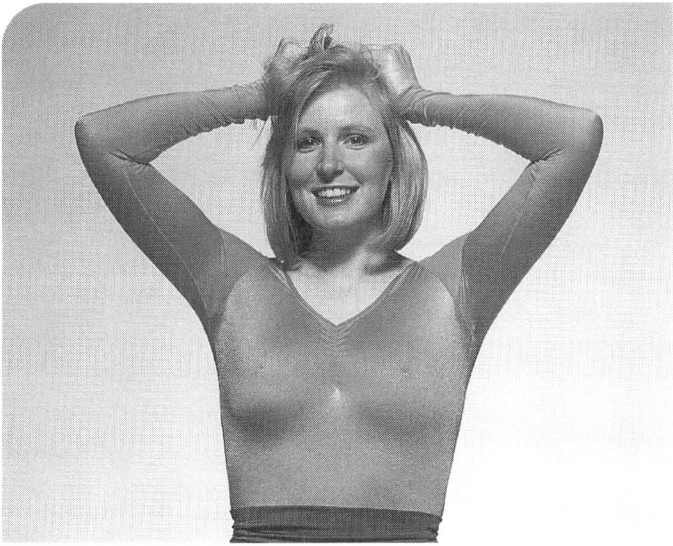

Abb. 110

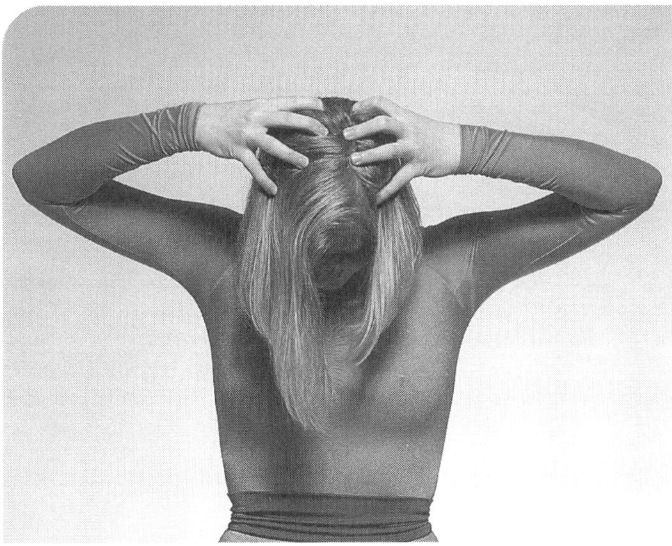

Abb. 111

# Twist (Ardha Matsyendrasana)

## Wofür die Übung gut ist

**Der Twist**

- macht die Taille schlank
- macht die Hüftgelenke beweglich
- massiert die Bauchorgane und fördert somit die Verdauung
- lockert die Wirbelsäule
- beruhigt das Nervensystem
- begradigt die Wirbel und entspannt
- kräftigt die Muskeln und macht eine gute Figur

## Ausführung

1. Setzen Sie sich mit ausgestreckten Beinen auf den Boden.

2. Spreizen Sie die Beine und legen Sie den rechten Fuß auf den linken Schenkel. Ihr rechtes Knie muss fest am Boden bleiben. *(Abb. 112)*

3. Beugen Sie Ihr linkes Knie und führen Sie Ihren linken Fuß über Ihr rechtes Knie. Das Knie bleibt dabei oben. *(Abb. 113)*

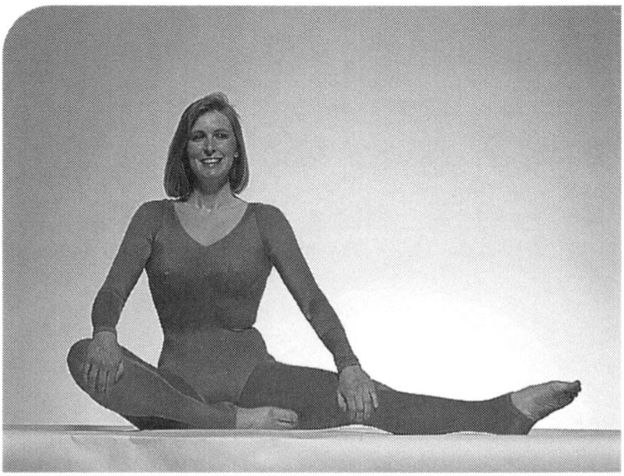

**Abb. 112**

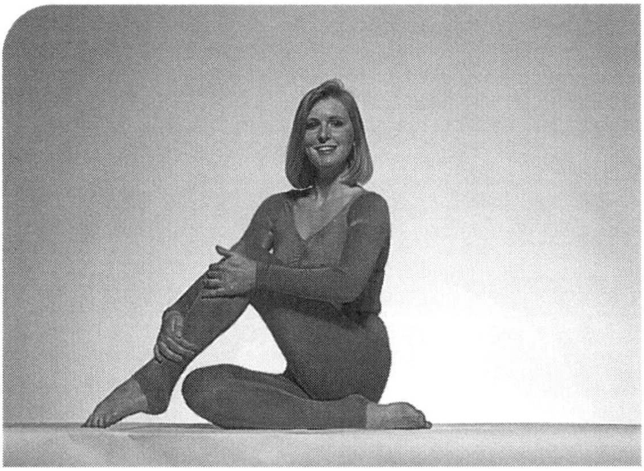

**Abb. 113**

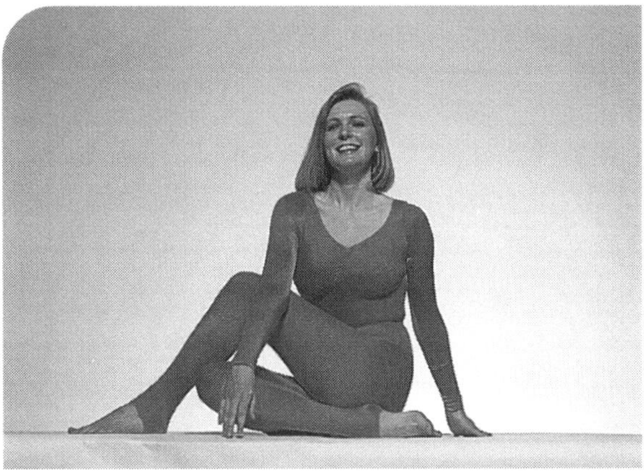

**Abb. 114**

**4.** Setzen Sie Ihre linke Fußsohle ganz auf den Boden auf. Je weiter Sie den Fuß zurücksetzen können, desto besser.

**5.** Verlagern Sie Ihr Gewicht jetzt auf das Becken. Stützen Sie sich dabei mit beiden Händen auf, damit Sie nicht umkippen.

**6.** Lassen Sie Ihre linke Hand aufgestützt und legen Sie Ihren rechten Arm zwischen Brust und linkes Knie. *(Abb. 114)*

**7.** Drehen Sie Ihren Körper, sodass Ihre rechte Schulter am linken Knie ruht.

**8.** Ballen Sie Ihre rechte Faust und führen Sie Ihren rechten Arm kerzengerade über das rechte, am Boden liegende Knie.

**9.** Versuchen Sie, die Zehen Ihres linken Fußes zu greifen. Als Anfänger wird Ihnen das schwer fallen. Wenn Sie es nicht schaffen, umfassen Sie mit Ihrer Hand das rechte Knie. *(Abb. 115)*

**10.** Indem Sie sich fest mit Ihrem rechten Arm am linken Bein abstützen, drehen Sie jetzt Ihren Oberkörper nach links.

**11.** Beugen Sie Ihren linken Arm und legen Sie den Handrücken an die Außenseite Ihres Rückens.

**12.** Drehen Sie Ihren Kopf nach links und schauen Sie, so weit Sie können, nach links. *(Abb. 116)*

**13.** Verharren Sie zehn bis dreißig Sekunden in dieser Stellung.

**14.** Gehen Sie langsam in die Ausgangsstellung zurück.

**15.** Wiederholen Sie die Übung nach der anderen Seite.

### SO IST ES RICHTIG

■ Setzen Sie sich ganz weit vor auf Ihr Becken. Drehen Sie sich mit Schultern und Oberschenkeln gegen das Knie gelehnt. Knicken Sie nicht mit Ihrem Arm ein, wenn Sie ihn über das Knie bringen. In seiner Wirkung ist der Twist wohtuend, denn er dehnt fast alle Muskeln des Körpers. Auch für die Wirbelsäule ist er ausgesprochen gut.

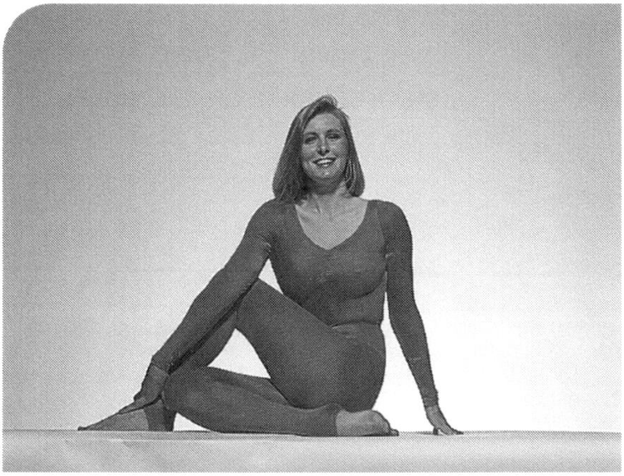

Abb. 115

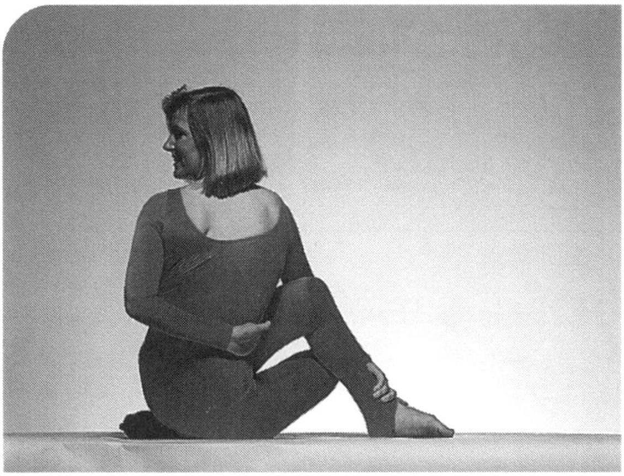

Abb. 116

## Zehenbalance

### Wofür die Übung gut ist

**Die Zehenbalance**

- stärkt die Zehen
- wirkt vorbeugend gegen Krampfadern
- erleichtert die Entleerung
- lindert Verspannungen
- ist wohltuend bei Plattfüßen
- trainiert die Kniegelenke

### Ausführung (für die, die nur auf den Zehen hocken können)

1. Gehen Sie mit weit geöffneten Knien in die Hockstellung. Lassen Sie Ihre Arme zwischen den Knien herunterhängen oder stützen Sie sie auf die Knie auf. *(Abb. 117)*

2. Verlagern Sie Ihr Gewicht auf die Zehen, danach ganz langsam auf die Fersen. Gehen Sie so tief, wie Sie nur können – vermeiden Sie aber ruckartige Bewegungen. Versuchen Sie, Ihre Füße bis zu den Fersen abzurollen und verharren Sie fünf bis zwanzig Sekunden lang in dieser Stellung.

3. Gehen Sie langsam wieder auf die Zehen. Wenn Sie sich ausruhen müssen, setzen Sie sich zwischendurch.

4. Wiederholen Sie die Übung dreimal.

5. Versuchen Sie, die Knie immer zu schließen.

### Ausführung (für die, die bequem auf ihren Fersen hocken können):

1. Hocken Sie sich mit weit geöffneten Knien auf den Boden. Die Arme hängen zwischen den Knien herunter. *(Abb. 118)*

2. Gehen Sie langsam auf Ihre Zehenspitzen und balancieren Sie fünf bis zwanzig Sekunden lang.

3. Gehen Sie langsam wieder auf Ihre Fersen zurück.

4. Wiederholen Sie die Übung dreimal.

5. Versuchen Sie, die Knie immer zu schließen.

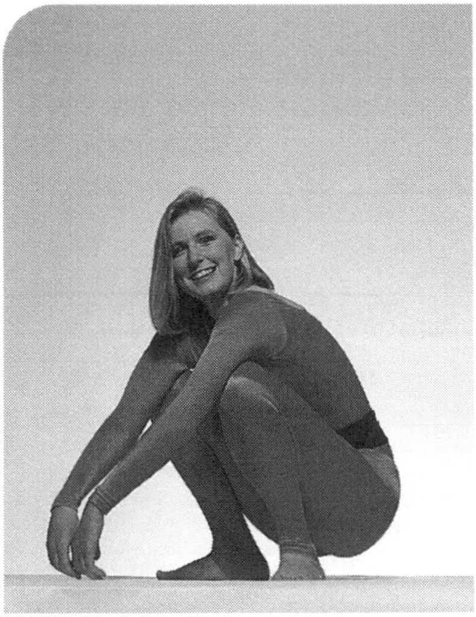

**Abb. 117**

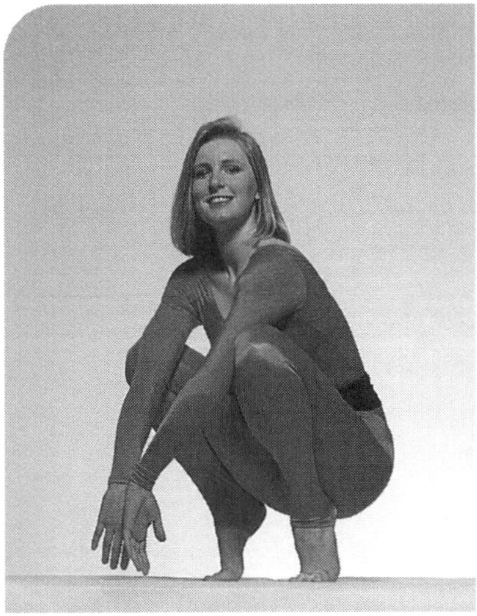

**Abb. 118**

## SO IST ES RICHTIG

■ Probieren Sie die Dinge, die Ihnen schwer fallen. Wenn es Ihnen also leicht fällt, auf den Zehen zu balancieren, dann trainieren Sie, das Gewicht auf die Fersen zu verlagern, und umgekehrt.

■ Die Zehenbalance stärkt und kräftigt nicht nur die Zehen, sondern den gesamten Fuß und die Beine. Die Übung ist vielseitig wirksam, auch wenn es auf den ersten Blick nicht zu erkennen ist.

## Zehentwist

### Wofür die Übung gut ist

**Der Zehentwist**

- verhilft zu einer schlanken Taille
- verbessert die Haltung
- formt die Beine
- dreht die Wirbelsäule wie ein Korkenzieher und macht sie dadurch gelenkig
- kräftigt Füße und Fußknöchel

### Ausführung

**1.** Setzen Sie sich aufrecht mit geschlossenen Füßen hin. Die Zehen zeigen leicht nach außen.

**2.** Erheben Sie sich langsam auf Ihre Zehen und strecken Sie die Arme nach vorn. Die Daumen sind ineinander verhakt, die Handflächen zeigen nach unten. *(Abb. 119)*

**3.** Richten Sie Ihren Blick auf die Handrücken, das erleichtert die Balance.

**4.** Führen Sie Ihre Arme, so weit Sie können, zur Seite. Die Bewegung geht von der Taille aus, die Zehen bleiben fest am Boden.

**5.** Verharren Sie zehn bis zwanzig Sekunden in dieser Stellung und drehen Sie sich dann langsam nach vorn.

**6.** Nun zur anderen Seite hin. Vergessen Sie aber auch hierbei nicht, mindestens zehn Sekunden in der angegebenen Stellung zu verharren. *(Abb. 120)* Wiederholen Sie die Übung noch zweimal pro Seite.

### SO IST ES RICHTIG

- Geben Sie nicht auf, wenn Sie das Gleichgewicht verlieren. Versuchen Sie es einfach noch einmal. Auch hier garantiert Ausdauer für den Erfolg der Übung.
- Halten Sie Ihren Körper vollkommen gerade und strecken Sie die Brust dabei heraus.
- Der Zehentwist wirkt auf den gesamten Körper ein. Den Hauptnutzen kann man in der Verbesserung der Haltung sehen. Dadurch, dass Ihr Gleichgewicht geschult wird, werden Sie in Ihren Bewegungen sicherer und graziöser.

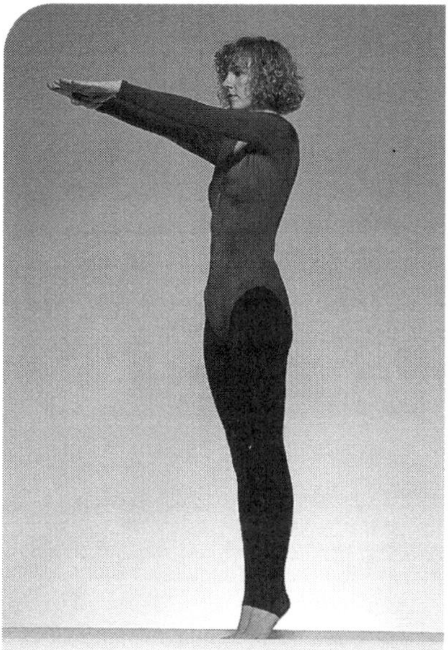

**Abb. 119**

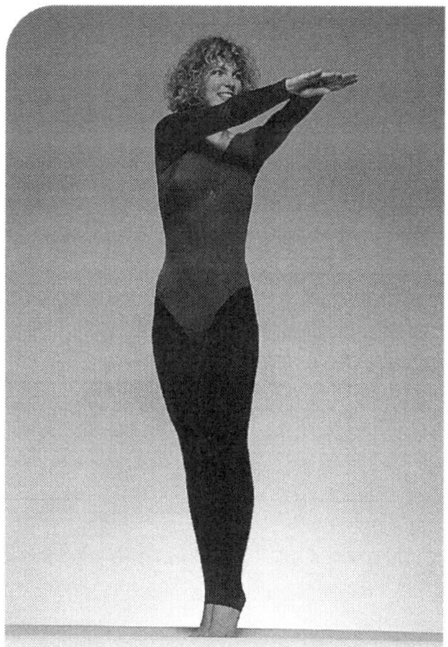

**Abb. 120**

# Zusammengerolltes Blatt (Virasana-Variation)

### Wofür die Übung gut ist

**Das Zusammengerollte Blatt**

- entspannt vollkommen
- schafft neue Energie
- fördert die Durchblutung des Kopfes, verbessert damit den Teint
- hilft gegen müde Beine und Krampfadern

### Ausführung

1. Knien Sie sich mit geschlossenen Beinen auf den Boden.

2. Setzen Sie sich auf Ihre Fersen und legen Sie die Hände weit zurück. Die Fingerspitzen zeigen nach hinten.

3. Bringen Sie ganz langsam Ihren Kopf auf den Boden und lassen Sie dabei Ihre Hände, mit den Handflächen nach oben, nach hinten gleiten, bis sie neben Ihren Füßen ruhen. *(Abb. 121)*

4. Lassen Sie Ihren Kopf, zur Seite gedreht, auf dem Boden ruhen. Entspannen Sie sich vollkommen. Ihre Brust ist gegen die Knie gedrückt.

5. Je länger Sie in dieser Stellung verharren, desto besser.

**SO IST ES RICHTIG**

- Machen Sie diese Übung, wann immer Sie ausspannen oder neue Energie auftanken wollen.
- Strecken Sie Ihr Gesäß nicht hoch. Verlagern Sie das gesamte Gewicht auf die Beine und Fersen.
- Diese Asana wird auch die „Stellung des Kindes“ genannt. Vielleicht ist sie deshalb so beruhigend, weil sie an die Stellung eines ungeborenen Kindes im Mutterleib erinnert. Diese Übung hat eine hohe therapeutische Wirkung, wann immer Sie sich verkrampft, müde oder abgespannt fühlen. Sie werden vom Erfolg dieser beliebten Übung begeistert sein.

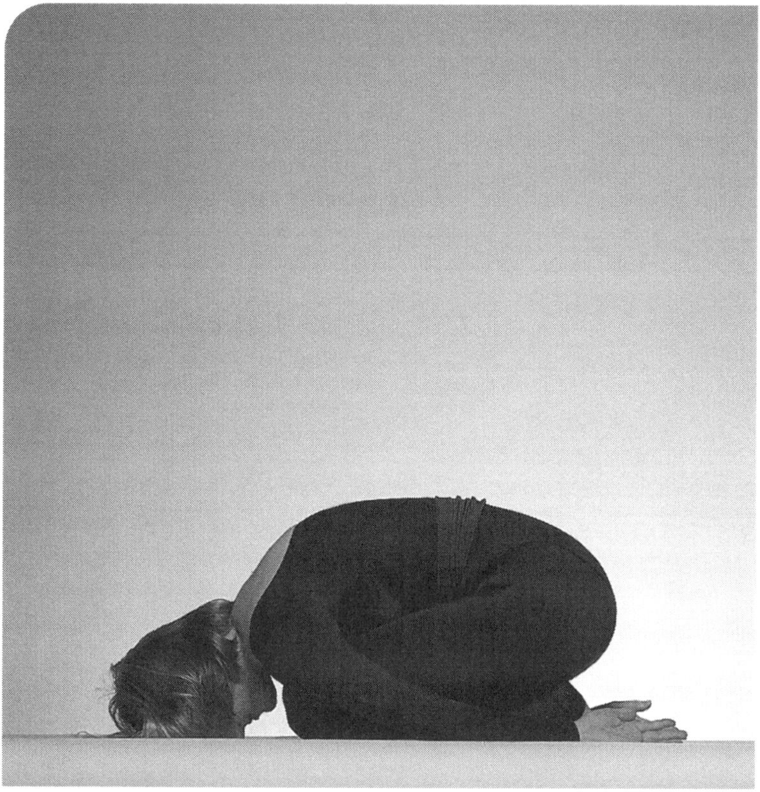

**Abb. 121**

# Atemübungen

## Wechselseitige Nasenatmung (Surya Bhedana Pranayama)

### Wofür die Übung gut ist

**Die wechselseitige Nasenatmung**

- beruhigt das Nervensystem
- hilft gegen Schlaflosigkeit
- entspannt und erfrischt den Körper
- reinigt das Blut und pumpt die Lungen voll Luft
- lindert Kopfschmerzen
- fördert die Verdauung und den Appetit
- hilft gegen Angst- und Depressionszustände

### Ausführung

**1.** Setzen Sie sich mit vollkommen geradem Rücken in den Japanischen Sitz *(siehe Abb. 46)*

**2.** Heben Sie Ihre rechte Hand und verschießen Sie mit dem Ringfinger Ihr Nasenloch. *(Abb. 122)*

**3.** Atmen Sie tief durch das rechte Nasenloch ein und zählen Sie dabei im Sekundenrythmus bis vier.

**4.** Verschließen Sie jetzt mit dem Daumen das rechte Nasenloch und halten Sie den Atem ein bis vier Sekunden lang an. *(Abb. 123)*

**5.** Öffnen Sie das linke Nasenloch und atmen Sie vier bis acht Sekunden lang aus. Je länger Sie ausatmen, desto besser. Konzentrieren Sie sich darauf, Ihre Lungen vollkommen zu entleeren.

**6.** Atmen Sie durch das gleiche Nasenloch (also das linke) ein und zählen Sie dabei bis vier.

**7.** Schließen Sie das Nasenloch wieder mit dem Ringfinger und halten Sie den Atem ein bis vier Sekunden an.

**8.** Jetzt atmen Sie durch das rechte Nasenloch aus (ein bis vier Sekunden). Das ergibt einen vollständigen Atemturnus.

**9.** Wiederholen Sie diesen Turnus fünfmal oder zehn Minuten lang,

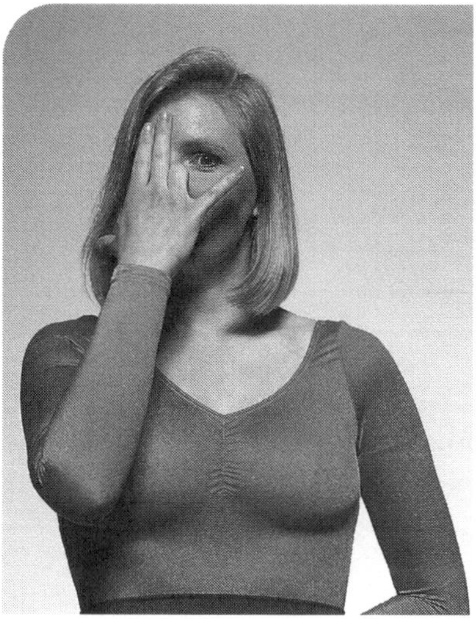

Abb. 122

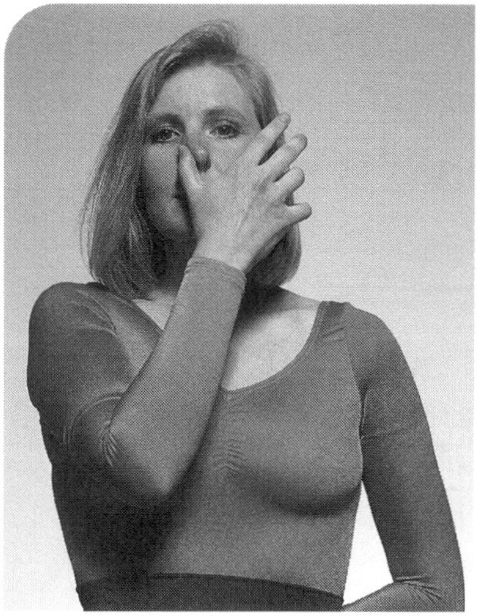

Abb. 123

wenn Sie unter Schlaflosigkeit leiden. Schon bald stellt sich der Erfolg ein.

**10.** Atmen Sie zuerst im Rhythmus vier-vier-acht, später acht-vier-acht, und nach einigen Monaten acht-acht-acht.

## SO IST ES RICHTIG

- Erzwingen Sie beim Atemanhalten oder beim Steigern des Rhythmus nichts. Das muss ganz allmählich und ohne Mühe kommen. Atmen Sie rhythmisch, langsam, ruhig und geräuschlos.
- Machen Sie diese Atemübung immer, wenn Sie sich beruhigen wollen, wenn Sie nervös, aufgeregt oder gereizt sind. Man kann die Bedeutung dieser Atemübung nicht genug hervorheben. Körper und Seele stehen in einer permanenten Wechselbeziehung und wirken ständig aufeinander ein, mehr, als es die Medizin früher wahrhaben wollte.
- Die wechselseitige Nasenatmung hat eine unvergleichlich beruhigende Wirkung.

## Reinigungsatmung (Kapalabhati)

### Wofür die Übung gut ist

**Die Reinigungsatmung**

- reinigt die Lungen, Stirnhöhlen, Nebenhöhlen und die Atemwege
- bringt Erleichterung bei Erkältungen
- stärkt das Nervensystem
- kräftigt Lungen, Brustkorb, Bauch
- reinigt das Blut und macht einen klaren Kopf
- fördert die Verdauung
- fördert die Funktionen von Leber, Milz und Bauchspeicheldrüse

### Ausführung

**1.** Setzen Sie sich mit geradem Rücken in den Japanischen Sitz *(siehe Abb. 46)* oder auf einen Stuhl.

**2.** Atmen Sie tief ein, indem Sie den Bauch ausdehnen. Holen Sie dabei so viel Luft, wie das in einer Sekunde möglich ist. *(Abb. 124)*

**3.** Ziehen Sie den Bauch mit aller Gewalt ein, sodass die Luft durch die Nasenlöcher herausgetrieben wird. Sie müssen dabei das Gefühl haben, als hätte Ihnen jemand gegen den Magen geschlagen. *(Abb. 125)*

**4.** Holen Sie wieder Luft, indem Sie den Bauch ausweiten und die Luft langsam in das durch das Ausatmen entstandene Vakuum einschleusen.

**5.** Das Ein- und Ausatmen darf nicht länger als anderthalb Sekunden dauern. Beides geschieht kraftvoll und ziemlich laut.

**6.** Wiederholen Sie die Übung zehnmal. Schließen Sie daran eine Tiefatmung an und wiederholen Sie weitere zehn Mal die Reinigungsatmung.

### SO IST ES RICHTIG

- Stoßen Sie beim Einatmen den Bauch so weit, wie Sie können, heraus. Lassen Sie nicht Ihren Verstand das Einatmen dirigieren, sondern überlassen Sie das Ihrem Bauch. Achten Sie bei dieser Übung besonders auf eine entspannte Atmosphäre.
- Die Reinigungsatmung ist ein Mitteldding zwischen der Blasebalgatmung, die ziemlich schwierig ist, und der dynamischen Reinigungsatmung. Sie vertreibt die Sorgen und ist eine gute Vorbereitung auf Aufgaben, die Tatkraft und gesteigerte Aufmerksamkeit verlangen.
- Wenn Sie die Übung beherrschen, werden Sie vom Erfolg begeistert sein.

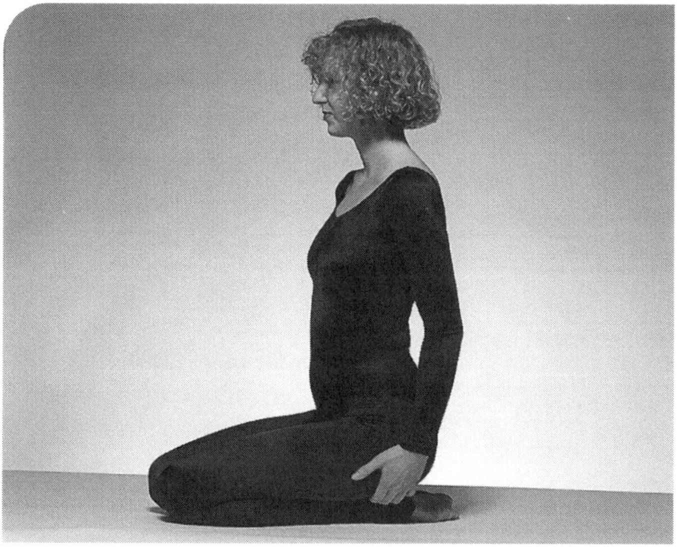

Abb. 124

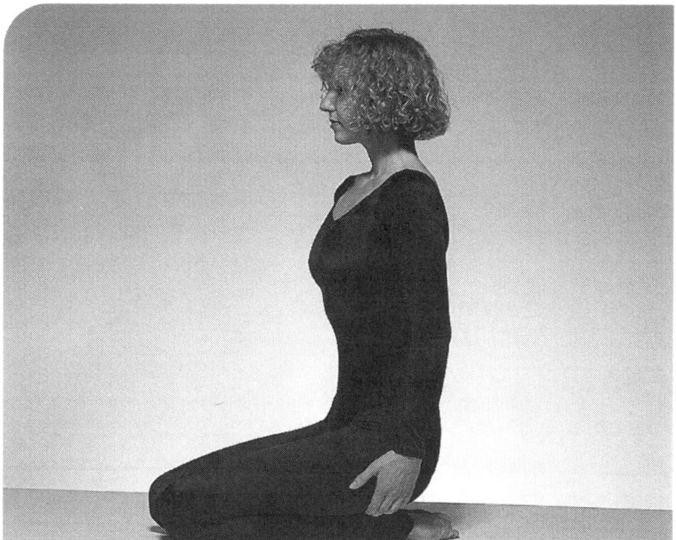

Abb. 125

# Tiefatmung (Sama Ortti Pranayama)

## Wofür die Übung gut ist

**Die Tiefatmung**

- bringt neue Energie
- reinigt das Blut
- stärkt die Brust und das Zwerchfell
- kräftigt Lungen, Brustkorb und Bauch
- stärkt die Widerstandskraft gegen Erkältungen
- beruhigt das Nervensystem
- fördert die Verdauung
- wirkt gegen Trägheit
- hilft gegen Depressionen

## Ausführung

1. Setzen Sie sich bequem in den Japanischen Sitz *(siehe Abb. 46)* oder auf einen Stuhl.

2. Aufrecht sitzen; dadurch wird auch Ihr Brustkorb gerade und Sie können leichter atmen.

3. Atmen Sie ganz langsam, tief und bewusst durch die Nase ein.

4. Nehmen Sie sich fünf Minuten Zeit, um Ihre untere Lungenhälfte mit Luft zu füllen, indem Sie die Rippen und den Bauch weit ausdehnen. *(Abb. 126)*

5. Konzentrieren Sie sich darauf, jetzt für die nächsten fünf Sekunden den oberen Teil der Lungen zu füllen. Dabei dehnt sich die Brust aus und der Bauch wird straff.

6. Halten Sie ein bis fünf Sekunden lang den Atem an.

7. Atmen Sie ganz langsam aus, bis Ihre Lungen vollkommen leer sind. *(Abb. 127)*

1. Wiederholen Sie diese Übung vier- bis fünfmal.

### SO IST ES RICHTIG

- Finden Sie einen gleichmäßigen Rhythmus für das Einziehen und Ausdehnen des Bauches. Dadurch fördern Sie die Regelmäßigkeit beim Atmen.
- Wenn Sie die Tiefatmung beherrschen, versuchen Sie ganz lautlos zu atmen.
- Sitzen Sie nicht leger. Der Oberkörper muss vollkommen aufrecht sein. Konzentrieren Sie sich ganz auf das Atmen. Sie können die Augen schließen, das hilft bei der Konzentration und bereitet Sie auf die Meditation vor.

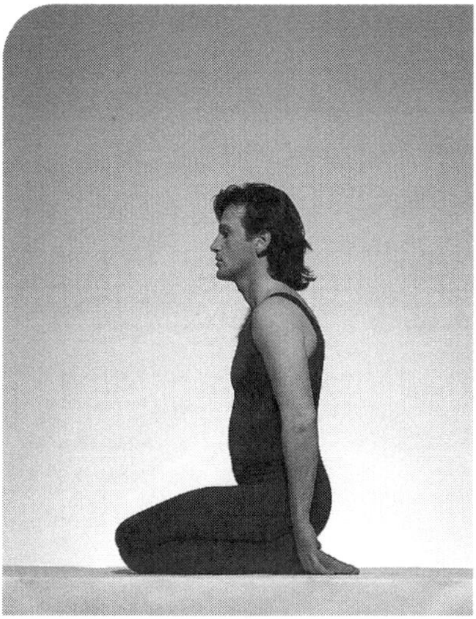

Abb. 126

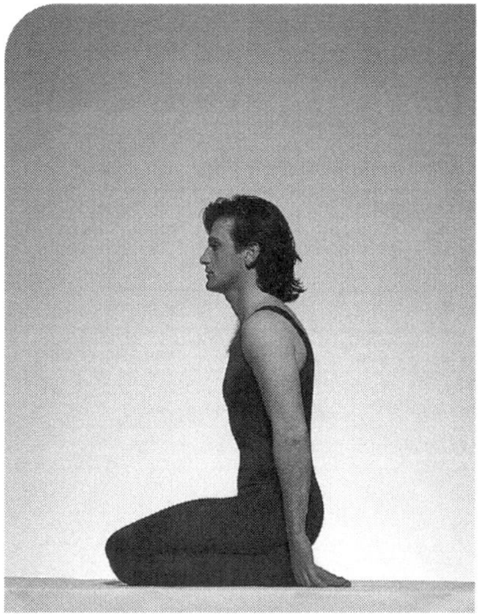

Abb. 127

■ Dehnen Sie Ihren Bauch beim Einatmen ganz aus und ziehen Sie ihn beim Ausatmen tief ein. Schnaufen Sie nach dem Ausatmen noch einmal kurz aus, um die verbrauchte Restluft auszustoßen.

■ Sauerstoff ist unser wichtigstes Lebenselement. Die meisten von uns atmen leider nur flach, was man mit einem hastigen Verschlingen des Essens vergleichen kann. Beides wirkt sich negativ auf die Gesundheit aus. Durch regelmäßige Tiefatmung lernen Sie ein neues Gefühl der Vitalität kennen! Wenn Sie bewusst richtig atmen, können Sie Ihren Gesundheitszustand verbessern und eine neue Lebenseinstellung gewinnen.

# Kühlende Atmung (Sitali Pranayama)

### Wofür die Übung gut ist

**Die kühlende Atmung**

- wirkt erfrischend und wird besonders bei Fieber empfohlen
- reinigt das Blut
- wirkt vorbeugend gegen Atembescherden
- fördert die Verdauung
- hilft, den Appetit zu zügeln

### Ausführung

1. Setzen Sie sich mit vollkommen geradem Rücken in den Japanischen Sitz *(siehe Abb. 46)*
2. Strecken Sie Ihre Zunge bis an die Lippen vor und formen Sie aus ihr eine Rinne. *(Abb. 128)*
3. Atmen Sie zischend durch diese Rinne ein.
4. Halten Sie ein bis fünf Sekunden lang den Atem an.
5. Atmen Sie durch die Nase aus.
6. Wiederholen Sie diese Übung fünfmal.

**SO IST ES RICHTIG**

- Machen Sie sich mit dieser Atemübung vertraut, solange Sie gesund sind. Dann beherrschen Sie sie, wenn Sie Fieber haben. Atmen Sie nicht zu kraftvoll ein. Ziehen Sie den Atem langsam und beständig ein, indem Sie den Brustkorb und den Bauch ausdehnen.

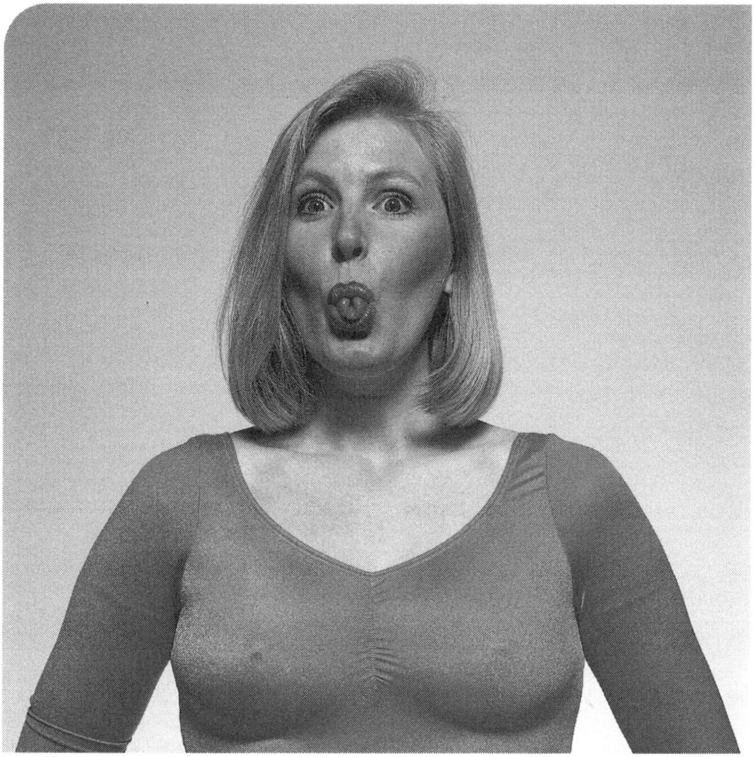

**Abb. 128**

# Übungen für bestimmte Körperteile

Die Übungen sollten zusammen mit Atemübungen oder im Atemrhythmus gemacht werden. Dadurch erzielen Sie nachhaltigere Erfolge.

**1. Arme und Handgelenke**
Armhebung, Kobra, Arm- und Beinstreckung, Haltungsgriff, Brustexpander, Brunnen, Bogen, Katzenstreckung

**2. Augen**
Augenrollen, Löwe, Kerze, Kopfstand, Nackenrollen

**3. Bauch**
Pumpe, Baucheinzieher, Aufsetzen, Rock 'n' Roll, Pflug, Kopf-zum-Knie-Streckung, Heuschrecke, Brustexpander, Querbalken, Rumpfbeuge im Sitzen, Berg, Beinüberschlag

**4. Beine**
Zehentwist, Sitzender Held, Kerze, Baum, Arm- und Beinstreckung, perfekter Sitz, Kopf-zum-Knie-Streckung, Rumpfbeuge im Sitzen, Bogen, Zusammengerolltes Blatt

**5. Brustkorb und Busen**
Brustexpander, Hand-an-die-Wand-Übung, Haltungsgriff, Kobra, Bogen, Fisch, Beckenstreckung, Arm- und Beinstreckung, Dreieck

**6. Fersen**
Kerze, Sitzender Held, Dreieck, Knie- und Schenkelstreckung

**7. Füße**
Japanischer (Diamant-)Sitz, perfekter Sitz, Beckenstreckung, Sitzender Held, Zehentwist

**8. Gesäß**
Heuschrecke, Kobra, Beckenstreckung, Kerze, Pflug, Bogen, Kopf-zum-Knie-Streckung, Pumpe, Aufsetzen

**9. Gesicht**
Löwe, Kerze, Pflug, Rumpfbeuge im Stehen

**10. Hüften**
Heuschrecke, Dreieck, Bogen, Brunnen, Twist

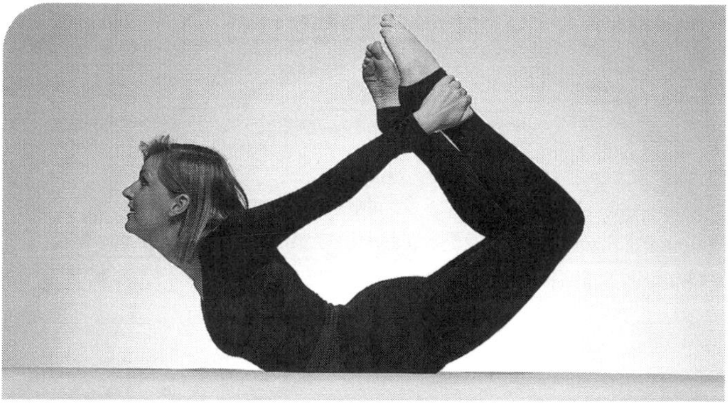

**11.** **Knie**
Kopf-zum-Knie-Streckung, Knie- und Schenkelstreckung, Sitzender Held, Zehenbalance, Twist

**12.** **Knöchel**
Knöchelbeuge, Dreieck, Sitzender Held, Kobra, Knie- und Schenkelstreckung, Querbalken

**13.** **Nacken und Kinn**
Nackenrollen, Brustexpander, Fisch, Kobra, Pflug, Katzenstreckung

**14.** **Rücken und Wirbelsäule**
Rumpfbeuge im Sitzen, Rumpfbeuge im Stehen, Kopf-zum-Knie-Streckung, Twist, Katzenstreckung, Pflug, Bogen, Kobra, Heuschrecke, Beinüberschlag, Brustexpander, Querbalken, Kamel, Pendel, Pumpe

**15.** **Schenkel**
Knie- und Schenkelstreckung, Gespreizte Beinstreckung, Kopf-zum-Knie-Streckung, Dreieck, perfekter Sitz, Beckenstreckung, Arm- und Beinstreckung, Querbalken

**16.** **Schultern (Haltung)**
Haltungsgriff, Klinge, Brustexpander, Baum, Arm- und Beinstreckung, Bogen, Beckenstreckung, Pendel, Kobra, Pflug, Armhebung, Kamel

**17.** **Taille und Zwerchfell**
Twist, Dreieck, Zehentwist, Beinüberschlag, Brunnen, Bauchein-zieher, Pumpe

**18.** **Zehen**
Zehenbalance, Zehentwist, Beckenstreckung

# Übungen gegen spezielle Beschwerden

**1. Anämie**
Kerze, Rumpfbeuge im Stehen, Rumpfbeuge im Sitzen, Schwamm, Tiefatmung

**2. Asthma**
Fisch, Kerze, Berg, Heuschrecke, Kopf-zum-Knie-Streckung, Rumpfbeuge im Sitzen, Rumpfbeuge im Stehen, Kobra

**3. Atembeschwerden**
Rumpfbeuge im Sitzen, Rumpfbeuge im Stehen, Pflug, Kerze, Berg, alle Atemübungen, Schwamm

**4. Bandscheibenbeschwerden**
Katzenstreckung, Rumpfbeuge im Sitzen, Heuschrecke, alle stehenden Stellungen, Bogen, Kamel, Kobra, Fisch, Kerze

**5. Diabetes**
Kerze, Twist, Kopf-zum-Knie-Streckung, Pflug, Fisch, Berg, Heuschrecke, Rumpfbeuge im Sitzen

**6. Durchblutungsstörungen**
Kerze, Kopfstand, Pumpe, Pflug, Brustexpander, Kobra, Zusammengerolltes Blatt, Pendel, Berg, Baum

**7. Erkältungen**
Kerze, beide Rumpfbeugen, Tiefatmung

**8. Fettleibigkeit (Gewichtskontrolle)**
Pflug, Dreieck, Kobra, beide Rumpfbeugen, Heuschrecke, Twist, Kerze

**9. Gallenbeschwerden**
Dreieck, beide Rumpfbeugen, Kerze, Kopf-zum-Knie-Streckung, Twist, Heuschrecke

**10. Gelenk- und Rückenschmerzen**
Dreieck, Berg, Zusammengerolltes Blatt, Twist, Rumpfbeuge im Stehen, Kerze, Kobra, Heuschrecke

**11. Hämorrhoiden**
Fisch, Pflug, Kerze, Beinüberschlag, Heuschrecke, Bogen

**12. Harnträufeln**
Kerze, Sitzender und Liegender Held, Fisch, Knie- und Schenkelstreckung, Baucheinzieher, Perfekter Sitz

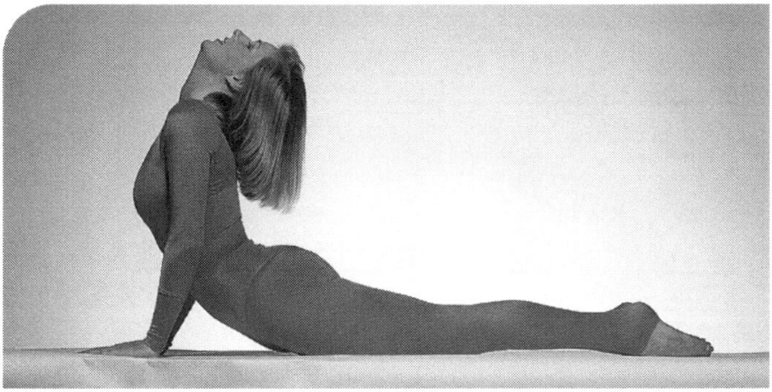

**13. Herzbeschwerden**
Alle Atemübungen, die Tiefatmung und die Wechselseitige Nasenatmung (ohne dabei den Atem anzuhalten), Schwamm

**14. Herzklopfen**
Kerze, Pflug, beide Rumpfbeugen, Sitzender Held, Tiefatmung, Wechselseitige Nasenatmung, Schwamm

**15. Hexenschuss**
Pflug, Heuschrecke, Bogen, Kobra, Schwamm

**16. Hoher Blutdruck**
Pflug, Kopf-zum-Knie-Streckung, Rumpfbeuge im Sitzen, Wechselseitige Nasenatmung, Schwamm

**17. Ischias**
Beinüberschlag, Kopf-zum-Knie-Streckung, beide Rumpfbeugen, Kerze, Knie- und Schenkelstreckung, Heuschrecke, Bogen, Kobra, Gespreizte Beinstreckung

**18. Kopfschmerzen**
Kopfstand, Kerze, Pflug, beide Rumpfbeugen, Wechselseitige Nasenatmung (ohne dabei den Atem anzuhalten), Nackenrollen

**19. Krampfadern**
Kerze, Sitzender und Liegender Held, Zusammengerolltes Blatt

**20. Menstruationsbeschwerden**
Beide Rumpfbeugen, Berg, Fisch, Sitzender und Liegender Held, Gespreizte Beinstreckung, Knie- und Schenkelstreckung, Kerze, Kobra, Katzenstreckung, Dreieck

**21. Müdigkeitserscheinungen**
Kerze, Kopfstand, Pflug, Brustexpander, beide Rumpfbeugen, Twist, Zusammengerolltes Blatt, Wechselseitige Nasenatmung (ohne dabei den Atem anzuhalten), Tiefatmung, Knöchelbeuge

**22. Nierenschmerzen**
Kerze, alle stehenden Stellungen, die Kobra auf den Zehenspitzen, Heuschrecke, Bogen, Kopf-zum-Knie-Streckung, Rumpfbeuge im Sitzen, Knie- und Schenkelstreckung, Gespreizte Beinstreckung, Beinüberschlag, Twist, Pflug

**23. Plattfüße**
Kerze, Sitzender und Liegender Held, Knie- und Schenkelstreckung

**24. Prostatabeschwerden**
Beinüberschlag, Rumpfbeuge im Stehen, Heuschrecke, Bogen, Kopf-zum-Knie-Streckung, Sitzender und Liegender Held, Knie- und Schenkelstreckung

**25. Rheuma**
Twist, Rumpfbeuge im Sitzen, Pflug, Berg, Heuschrecke, Kopf-zum-Knie-Streckung, Kerze

**26. Rheumatische Beschwerden (Schultern)**
Klinge, Pendel, Brustexpander, Haltungsgriff

**27. Rückenschmerzen**
Alle stehenden Stellungen, Kerze, Beinüberschlag, Kopf-zum-Knie-Streckung

**28. Schlaflosigkeit**
Kerze, Kobra, Rumpfbeuge im Sitzen, Berg, Pflug, Wechselseitige Nasenatmung, Nackenrollen

**29. Sexuelle Probleme**
Kerze, Baucheinzieher

**30. Verdauungsschwierigkeiten**
Kerze, Twist, Kobra, Bogen, Heuschrecke, Pflug, Berg, Pumpe

**31. Verspannungen**
Nackenrollen, Löwe, Kobra, Kerze, Fisch, Brustexpander, Rock 'n' Roll, Rumpfbeuge im Sitzen, Rumpfbeuge im Stehen, Knie- und Schenkelstreckung, Zusammengerolltes Blatt, Schwamm, Tiefatmung

**32. Verstopfung**
Baucheinzieher, beide Rumpfbeugen, Twist, Pflug, Dreieck, Fisch, Kopf-zum-Knie-Streckung, Kerze, Zehenbalance

# Übungsprogramme

**Ein Grundübungsprogramm könnte etwa so aussehen:**

1. Aufwärmen – Rock 'n' Roll
2. Umkehrhaltung – Kerze
3. Kleine Lockerung – Löwe
4. Rückwärtsbiegung – Fisch
5. Vorwärtsbiegung – Rumpfbeuge im Sitzen
6. Bauchübung – Baucheinzieher
7. Übung für Beine – Arm- und Beinstreckung
8. Eindrehübung – Twist
9. Atemübung – Wechselseitige Nasenatmung
10. Entspannen – Zusammengerolltes Blatt

Sie haben sicher festgestellt, dass für jeden Punkt des Übungsprogramms als Beispiel eine Übung genannt ist. Sie können diese Übung auch durch eine andere ersetzen. Nur sollten Sie möglichst alle angegebenen Programmpunkte vollständig und in der richtigen Reihenfolge ausführen.

Anhand des Übungsschemas können Sie auch Ihr eigenes Programm zusammenstellen. Auf jeden Fall sollten Sie in Ihr tägliches Programm auch eine Übung aufnehmen, die genau auf Ihre Bedürfnisse abgestimmt ist. Dies kann eine Übung gegen Kopfschmerzen sein oder eine beliebige andere Übung, die für Ihren Körper und Geist gerade richtig ist. Falls Ihnen manche der angegebenen Übungen zu schwer erscheinen, sollten Sie diese trotzdem in einer leichteren Version weiterüben oder sie durch eine gleichartige Übung ersetzen. Denken Sie immer daran: langsam bewegen und nichts hastig erzwingen. Halten Sie eine Stellung so lange, wie es für Sie bequem ist.

**Die zwölf wichtigsten Übungen**

1. Rock 'n' Roll oder Brustexpander
2. Kopfstand
3. Kerze
4. Beckenstreckung
5. Pflug
6. Kobra
7. Rumpfbeuge im Stehen
8. Fisch
9. Twist
10. Bogen
11. Kopf-zum-Knie-Streckung
12. Schwamm

Es gibt viele Übungen, die genauso wichtig und bedeutend sind wie die zwölf genannten. Aber für ein tägliches Übungsprogramm, das möglichst alle Organe und Muskeln des Körpers trainieren soll, ist diese Zwölfer-Kombination am besten. Die Zeiteinteilung hängt davon ab, wie lange Sie die einzelnen Übungen machen.

**Ein Fünfzehn-Minuten-Programm**

1. Kopfstand
2. Kerze
3. Kobra
4. Rumpfbeuge im Sitzen
5. Beckenstreckung

Wenn Sie nur wenig Zeit haben, sollten Sie zumindest diese Übungen täglich machen. Sie können sie auch durch die Stellungen ersetzen, von denen Sie wissen, dass sie Ihnen besonders gut tun. Zum Beispiel die Pumpe, wenn Sie Ihren Bauchansatz loswerden wollen, oder den Baucheinzieher, wenn Sie unter Verdauungsbeschwerden leiden.

**Übungsprogramm zum Abnehmen**

1. Brunnen
2. Kerze
3. Bogen
4. Pflug
5. Fisch
6. Baucheinzieher
7. Pumpe
8. Twist

Ergänzen Sie diese Aufstellung mit Übungen, die ganz gezielt an Ihren Kummerspeck gehen. Schlagen Sie in dem Kapitel „Übungen für bestimmte Körperteile“ nach. Dann wissen Sie, dass Sie genau die Übungen machen, die für Sie am besten sind.

**Yoga-Übungen im Büro**

1. Brustexpander
2. Wechselseitige Nasenatmung
3. Twist (auf einem Stuhl)
4. Baum
5. Rumpfbeuge im Stehen
6. Nackenrollen
7. Haltungsgriff

Besser als jede Kaffeepause ist ein kurzes energieaufladendes Yoga-Programm. In manchen Ländern wurde die Kaffeepause durch halbstündige Übungen ersetzt, wodurch die Produktivität erstaunlich gesteigert wurde. Bringen Sie doch Ihre Kollegen dazu, gemeinsam Yoga zu betreiben! Sie werden sehen, wie viel Spaß das macht.

**Yoga-Übungen für werdende Mütter**

1. Berg
2. Tiefatmung mit Anhalten des Atmens
3. Zehenbalance (Hockestellung)
4. Katzenstreckung (die beiden ersten Phasen)
5. Baum (wenn nötig, mit einem Stuhl als Stütze
6. Knie- und Schenkelstreckung
7. Hand-an-die-Wand-Übung

Während der ersten drei Schwangerschaftsmonate können Sie diese Übungen ohne Bedenken machen, wenn Sie bisher noch keine Fehlgeburten hatten. Sprechen Sie aber in jedem Fall vorher mit Ihrem Arzt darüber.

Die Hockestellung und anschließend die rückenstärkende Katzenstreckung sind besonders gut für Sie.

**Yoga für Kinder**

1. Katzenstreckung
2. Tiefatmung
3. Baum
4. Pflug (Purzelbaum nach hinten)
5. Kerze
6. Kobra
7. Brücke
8. Rumpfbeugen
9. Löwe
10. Schwamm

Kinder mögen Yoga und sind bereitwillige und begeisterte Schüler. Da ihre Muskeln ständig in Aktion sein müssen, damit sie sich besser entwickeln, sollte man mit Kindern eine leicht abgewandelte Form des Hatha-Yoga machen. Bringen Sie die Kinder bei der Katzen- oder Löwenübung dazu, sich wie ein Löwe oder eine Katze zu benehmen, mit all den dazu gehörenden Geräuschen. Da machen die Übungen gleich noch mehr Spaß! Bei der Tiefatmung geben Sie ihnen eine Gummiente oder ein Gummiboot. Es schaukelt auf ihrem Bauch, während sie den Bauch einziehen und wieder herausstrecken.

Testen Sie den Gleichgewichtssinn Ihrer Kinder, indem Sie sie bei manchen Übungen die Augen schließen lassen. Der Pflug kann leicht zu einem Purzelbaum nach hinten weiterentwickelt werden, wenn die Kinder die Hände in Schulterhöhe auf den Boden legen, mit den Fingern zum Körper hin, und sich so abstoßen. Wenn sie aus Versehen zur Seite rollen, dann haben sie sich nicht gleich stark mit beiden Händen abgestoßen. Bei der Schwammübung sollen sie sich vorstellen, dass sie kraftlose Stoffpuppen sind. Zeigen Sie Ihren Kindern, wie man Yoga macht, und Sie werden gemeinsam viel Spaß daran haben.

**Ein halbiertes Übungsprogramm**

*Morgens*

1. Brustexpander
2. Tiefatmung
3. Rumpfbeuge im Stehen
4. Beckenstreckung
5. Dreieck
6. Knie- und Schenkelstreckung
7. Zehentwist
8. Arm- und Beinstreckung
9. Augenrollen

*Abends*

1. Pumpe
2. Perfekter Sitz (mit Vorwärtsbeugung)
3. Garamond-Kerze
4. Löwe
5. Twist
6. Baucheinzieher
7. Bogen
8. Pflug
9. Kobra
10. Nackenrollen
11. Wechselseitige Nasenatmung
12. Schwamm

**Yoga für Leute, die sich das Rauchen abgewöhnen wollen**

Die beste Methode, sich das Rauchen abzugewöhnen, ist, seinen Körper wieder an richtiges Atmen zu gewöhnen. Machen Sie die folgenden Atemübungen an der frischen Luft:

1. Dynamische Reinigungsatmung
2. Tiefatmung
3. Wechselseitige Nasenatmung
4. Kühlende Atmung

Die ersten beiden Atemübungen setzen Sie dabei an den Anfang und das Ende des Übungsprogramms. Machen Sie diese Übungen, wann immer Sie an der frischen Luft sind. Und üben Sie jedes Mal, wenn Sie das dringende Bedürfnis haben zu rauchen.

Kurz vor dem Schlafengehen sollten Sie die wechselseitige Nasenatmung machen. Wenn Sie jahrelang stark geraucht haben, kann es Ihnen am Anfang leicht schwindlig werden. Das kommt von dem Überangebot an Sauerstoff, ist aber kein Grund zur Besorgnis. Das Schwindelgefühl verliert sich, je mehr sich Ihr Körper auf die neuen, gesunden und lebensverlängernden Atmungsgewohnheiten einstellt.

# Auslöser-Yoga

So wie das Wort Yoga nichts mit Joghurt oder Jojos zu tun hat, bezieht sich Auslöser hier nicht auf den Auslöser einer Kamera oder den Abzug einer Pistole. Dieser Ausdruck bedeutet stattdessen, dass die sich ständig wiederholenden Umweltreize des alltäglichen Lebens automatisch den Gedanken auslösen sollen: „Aha, dies ist genau der richtige Zeitpunkt, um ... (eine beliebige Yoga-Übung) auszuführen." So sollten Sie zum Beispiel bei jedem Stopp vor einer roten Ampel als Fahrer oder als Beifahrer daran erinnert werden, jetzt eine Übung für die Brustpartie zu machen, etwas gegen Falten oder einen entzündeten Hals zu tun. Mit anderen Worten, pressen Sie Ihre Hände gegen das Lenkrad oder machen Sie die Löwenübung! Durch diese Übungen lassen sich zudem die durch den Großstadtverkehr verursachten Aggressionen abbauen.

Erkennen Sie die großen Möglichkeiten? Sie können Ihre Yoga-Übungen ohne große Anstrengung jederzeit und überall ausführen! Ich werde oft gefragt, wie viele Stunden ich am Tag Yoga treibe. Meine Antwort lautet: Vierundzwanzig Stunden, zu jeder Tages- und Nachtzeit!

Ich bin sicher, dass Sie beim Auslöser-Yoga eigene Übungen finden werden, die in meiner Aufstellung nicht enthalten sind. In diesem Fall bitte ich Sie, mir Ihre Übungen mitzuteilen, denn ich kann gar nicht genug Yoga treiben!

1. Beim Aufwachen

**Streckübung:** Strecken Sie sich seitlich im Bett mit gerade gehaltenen Schultern. Versuchen Sie beide Hände abwechselnd so auszustrecken, als ob Sie Ihren Fuß fassen wollten.

2. Beim Zähneputzen

**Abwechselndes Beinstrecken:** Setzen Sie einen Fuß auf den Toilettendeckel, die Fensterbank oder das Waschbecken.

Beugen Sie das Standbein auf und ab und putzen Sie dabei die Zähne. Wechseln Sie die Beine ab.

**3.** Beim Haarebürsten
**Rumpfbeugen nach vorn:** Beim Rumpfbeugen stehen Sie mit durchgedrückten Knien und bürsten dabei mit lockerem Handgelenk Ihre Haare. Versuchen Sie, sich mit jedem Bürstenstrich etwas weiter nach vorn zu beugen.

**4.** In der Küche
**Hockstellung:** Gehen Sie in die Hocke, wenn Sie zum Beispiel etwas schälen müssen. Stellen Sie sich auf die Zehenspitzen, wenn Sie etwas aus einem Schrank holen wollen. Stehen Sie dabei mit dem Rücken zum Schrank und stellen Sie sich langsam auf die Zehenspitzen, wobei Sie gleichzeitig den Oberkörper zum Schrank hin drehen.

**5.** Beim Essen
**Muskelübung:** Sorgen Sie dafür, dass Sie Ihrem Partner gegenübersitzen. Legen Sie Ihre Füße auf den Schoß Ihres Partners. Oder spannen und entspannen Sie die Gesäßmuskeln. Wiederholen Sie dies mehrmals.

**6.** Am Schreibtisch
**Brustexpander im Sitzen:** Setzen Sie sich mit auseinander gespreizten Beinen auf die Stuhlkante. Die Hände werden hinter dem Rücken gefaltet. Beugen Sie sich unter gleichzeitigem Ausatmen nach vorn und strecken Sie die Hände so weit wie möglich nach oben.

**7.** Beim Telefonieren
**Balanceübung:** Stehen Sie in der Baumstellung auf einem Bein und bringen Sie das andere Bein mit dem Fuß zur Schenkelinnenseite des Standbeines. Halten Sie diese Stellung möglichst lange. Falls nötig, können Sie sich dabei auch leicht an eine Wand anlehnen. Eine hervorragende Balanceübung.

**8.** Beim Aufheben eines Gegenstandes
**Baucheinzieher:** Beugen Sie sich nach vorn. Dabei atmen Sie aus, entspannen sich und lassen den Bauch wie von selbst nach innen kommen. Halten Sie diese Stellung für eine Sekunde. Atmen Sie dann wieder ein, lassen Sie dabei den Bauch heraus und entspannen Sie sich. Diese Übung wirkt Wunder auf Muskeln und Verdauung.

**9.** Vor dem Fernsehgerät
**Aufsetzen:** Sitzen Sie so, dass Ihre Knie nur so weit angewinkelt sind, dass die Fußsohlen noch flach auf

dem Boden liegen. Verschränken Sie dann die Arme hinter dem Kopf und legen Sie sich langsam zurück. Anfänger können bei dieser Übung die Füße auch unter einem Möbelstück einhaken und einen Ellbogen zum Abstützen einsetzen.

**Bogenstellungen (Wippe):** Legen Sie sich bäuchlings auf den Boden und fassen Sie die Knöchel mit den Händen oder mithilfe von Laschen. Atmen Sie aus und drücken Sie Ihre Knöchel von den Händen weg, wobei der Kopf aufrecht gehalten wird. Atmen Sie dabei tief durch, sodass der Körper durch die Atembewegung wippt. Entspannen Sie sich und wiederholen Sie die Übung.

**Gespreizte Beinstreckung im Sitzen:** Spreizen Sie Ihre Beine so weit wie möglich. Dann beugen Sie den Oberkörper nach vorn, bringen die angewinkelten Ellbogen mit zusammenliegenden Handgelenken auf den Boden und legen Ihren Kopf in die Handteller. Halten Sie diese Stellung möglichst lange.

**Beinüberschlag:** Legen Sie sich so auf den Boden, dass das übergeschlagene Bein irgendwo eingehakt werden kann und Ihr Gesicht zum Fernsehgerät schaut. Halten Sie diese Stellung möglichst lang.

**10.** Beim Warten vor einer Ampel

**Hand-an-die-Wand (Lenkrad):** Beugen Sie langsam die Ellbogen und drücken Sie der Vorwärtsbewegung des Körpers entgegen, bis der Kopf das Lenkrad berührt. Dann kehren Sie auf die gleiche Weise wieder langsam in die Ausgangsposition zurück.

**11.** Im Auto, Bus oder Flugzeug

**Entspannungsübungen:** Drücken Sie Ihren Kopf gegen die Rückenlehne und halten Sie kurz diese Stellung. Legen Sie Ihre Hände auf die Knie und drücken Sie sie fest dagegen, als ob Sie aufstehen wollten. Spannen und entspannen Sie einzelne Muskelgruppen. Bewegen Sie Ihre Schultern nach oben, nach hinten, nach vorn und kreisend. Lassen Sie auch Ihren Kopf kreisen.

# Yoga-Übungen für Menschen über vierzig

Viele der Gesundheitsbeschwerden, die mit zunehmendem Alter auftreten, lassen sich durch Yoga-Übungen und richtige Ernährung vermeiden oder mildern. Gehen Sie die folgende Aufstellung durch und suchen Sie sich die für Sie geeigneten Übungen aus. Sprechen Sie aber in jedem Fall mit Ihrem Arzt darüber.

**Atembeschwerden:** Atembeschwerden werden oft durch eine schlechte Körperhaltung und durch Rauchen verursacht. Das ist nicht nur für die Lungen, sondern auch für Hals, Mund und Nase schädlich. Geben Sie das Rauchen auf und üben Sie den Perfekten Sitz mit Tiefatmung.

**Augenprobleme:** Obwohl sich diese Probleme nicht verhindern lassen, können sie doch durch Yoga-Augenübungen und durch Einnahme von Vitamin A und B gemildert werden. Ein Mangel an Vitamin A führt zu Lichtempfindlichkeit, Nachtblindheit, Ermüdung der Augen, verschwommenem Sehen und auch zu Augenbrennen.

**Hämorrhoiden:** Hämorrhoiden können sehr schmerzhaft sein, sodass eine Verstopfung unbedingt vermieden werden sollte. Bei der Ernährung sollte die Aufnahme fester Stoffe verringert, die Flüssigkeitszufuhr dagegen gesteigert werden. Zur Erleichterung des Stuhlgangs sollten Sie einen niedrigen Fußschemel im Badezimmer haben. Einen Fuß darauf setzen und sich weit nach hinten lehnen. Nach erfolgtem Stuhlgang drücken Sie dann das herausstehende Hämorrhoidengewebe zurück und kneifen die Gesäßmuskeln mehrere Male zusammen. Zur Linderung der Schmerzen empfehle ich vor allem Fisch und Kerze.

**Herzkrankheiten:** Herzkrankheiten stellen eine schwerwiegende Beeinträchtigung der Gesundheit im mittleren und höheren Alter dar. Obwohl es für Herzerkrankungen sehr viele Ursachen gibt, lassen sich manche davon ganz vermeiden. Herzspezialisten raten, drei der Hauptrisikofaktoren sofort beim ersten Auftreten von Beschwerden auszuschalten, bevor sie zur Arterienverkalkung führen können. Der erste Risikofaktor ist ein erhöhter Cholesterinspiegel, der zweite ein hoher Blutdruck und der dritte das Rauchen. Obwohl noch nicht bekannt ist, wie sich das Rauchen auswirkt, wissen wir, dass es den Kohlenmonoxidanteil im Blut erhöht, den wichtigen Sauerstoff vom Hämoglobin (Farbstoff der roten Blutkörperchen) trennt und damit die Sauerstoffzufuhr zu den Körperzellen und Blutgefäßen vermindert. Ferner wird die Auffassung vertreten, dass Rauchen die Herzmuskeln schwächt.

Es gibt verschiedene sekundäre Risikofaktoren wie Diabetes, Übergewicht, starker Alkoholkonsum, Bewegungsmangel, Stress und Erschöpfung. Die meisten dieser Faktoren lassen sich durch eine entsprechende Umstellung des Lebensstils und durch richtiges Üben ausschalten. Ergänzen Sie Ihre Yoga-Übungen durch zusätzliche, Herz und Kreislauf kräftigende Übungen wie Laufen oder Schwimmen. Halten Sie durch Atemübungen und Meditieren Ihren Blutdruck niedrig. Wenn Sie unter Herzbeschwerden leiden, sollten Sie die umgekehrten Yoga-Stellungen vermeiden, falls diese nicht ausdrücklich von Ihrem Arzt empfohlen werden. Um Herzerkrankungen vorzubeugen, sollten Sie die Tiefatmung, die wechselseitige Nasenatmung ohne Anhalten und den Schwamm üben.

**Hoher Blutdruck:** Bluthochdruck ist ein wesentlicher Risikofaktor für Herzkrankheiten und kann durch Anspannung, Überreizung und Stress verursacht werden. Dann gibt es noch viele physische Gründe wie übermäßige Salzzufuhr und Übergewicht.

Ärzte raten Bluthochdruckpatienten zu einer salzfreien Ernährung, körperlicher Betätigung, Einschränkung oder Aufgabe des Rauchens und zu viel Ruhe. Wenn Sie unter Bluthochdruck leiden, sollten Sie Ihren Blutdruck regelmäßig kontrollieren lassen. Ernährungswissenschaftler haben herausgefunden, dass Personen mit Bluthochdruck nach einer Diät mit hohen Anteilen an Eiweiß, Vitamin B und Lezithin eine deutliche Besserung ihrer Beschwerden zeigten. Rauchen wird nicht nur mit Lungenkrebs, Atembeschwerden und Mundkrebs in Verbindung gebracht, sondern es gilt auch als einer der drei Hauptrisikofaktoren für Herz- und Gefäßkrankheiten. Gegen Bluthochdruck helfen Rumpfbeuge im Sitzen, Knie- und Schenkelstreckung, wechselseitige Nasenatmung und Schwamm.

**Hoher Blutdruck, Herzanfälle, Gallensteine, Gicht, Diabetes und Alterserscheinungen:** All diese Beschwerden werden durch körperliche

Untätigkeit und Übergewicht noch verschlimmert. Die daraus entstehenden Schmerzen lassen sich manchmal durch Übungen und Gewichtsabnahme mildern oder ganz abbauen. Zu den Übungen, die bei der Reduzierung des Gewichts durch Anregung der Schilddrüsenfunktion helfen, gehören Fisch und Pflug.

**Ischias:** Ischias äußert sich in Schmerzen des großen Beinnervs. Diese Schmerzen werden manchmal durch eine Überbeanspruchung der Beckengelenke oder durch einen Bandscheibenvorfall hervorgerufen. Beim Auftreten von Ischias sollten Sie zu einem Chiropraktiker gehen. Nehmen Sie zusätzlich Vitamine der B-Gruppe zu sich und machen Sie Übungen wie die Knie- und Schenkelstreckung und die Vorwärtsrumpfbeuge. Gönnen Sie sich viel Ruhe.

**Knochenschwäche:** Bei dieser Krankheit werden die Knochen porös und zerbrechlich, was meist durch einen Mangel an Kalzium und Phosphor bedingt ist. Auch zu wenig Sonnenlicht, das ja für die Bildung des Vitamins D wichtig ist, wird dafür verantwortlich gemacht. Diese Krankheit tritt in nördlichen Ländern häufiger auf als in südlichen. Hier ist ein allgemeines Programm empfehlenswert.

**Krampfadern:** Krampfadern, die durch Übergewicht, zu enge Kleidung und Überkreuzen der Beine beim Sitzen entstehen können, lassen sich zum Teil durch das Tragen von weiter Kleidung, Einnahme der Vitamine B, C und D, entsprechende Übungen, Hochlegen der Beine beim Sitzen und durch genaue Kontrolle des Körpergewichts vermeiden. Eine gute Übung gegen Krampfadern ist, sich beim Treppensteigen auf jeder Stufe auf die Zehenspitzen zu stellen. Ferner können Sie abwechselnd eine Folge von Hockstellungen einnehmen oder andere Übungen machen, die die Wadenmuskeln kräftigen. Besonders wirksam sind die umgekehrten Yoga-Stellungen.

**Niedriger Blutzucker:** Diese Krankheit führt zu Heißhunger, Ermüdung bis zur Erschöpfung, Kopfschmerzen, Schwindel, Nervosität, Angstgefühlen und sogar Ohnmacht. Während niedriger Blutzucker durch eine hormonelle oder geistige Unausgeglichenheit bedingt sein kann, entsteht er jedoch meist durch eine übermäßige Zufuhr von Kohlenhydraten (Stärke und Zucker) und einen Mangel an Pantothensäure. Eine Ernährung mit hohem Proteinanteil und geringem Kohlenhydratanteil, mit reichlich Vitaminen des B-Komplexes und Kalium kann hier helfen. Vermeiden Sie Zucker oder Nahrungsmittel mit hohem Zuckergehalt. Ferner hilft Vitamin C bei akuten Anfällen. Es baut auch die erschöpften Nebennierendrüsen wieder auf.

**Prostataentzündung:** Beschwerden lassen sich durch eine ausgewogene Ernährung mit einem hohen Anteil von Vitamin A, Vitaminen des B-Komplexes und Vitamin C mildern. Für eine gesunde Prostata sind ungesättigte Fettsäuren (pflanzliche Öle) wichtig. Manche Ärzte sind bei Prostataentzündung gegen Alkohol und scharf gewürzte Speisen. Die Knie- und Schenkelstreckung ist hierfür eine gute Übung.

**Rückenschmerzen:** Rückenschmerzen werden durch schlechte Körperhaltung, Untätigkeit, falsche Belastung und Übergewicht verursacht. Machen Sie dagegen Übungen wie Kobra, Baucheinzieher, Beckenstreckung und Pendel.

**Schlaflosigkeit:** Schlafstörungen werden häufig durch falsche Ernährung, starken Koffeinverbrauch (eine Tasse Kaffee am Nachmittag ist oft der „Übeltäter"), Stress, fehlende körperliche Betätigung und seelische Probleme verursacht. Hier kommt es oft zu dem Teufelskreis, dass aus Angst vor Schlaflosigkeit kein Schlaf gefunden werden kann. Versuchen Sie es mit einer Tasse Kamillentee oder mit heißer Milch und etwas naturtrübem Honig, einem kurzen Spaziergang, einem warmen Fußbad oder einem guten Buch. Brustexpander, Kopfstand oder Kerze, Nackenrolle, Fisch, Pflug, Twist, wechselseitige Nasenatmung und Schwamm sind entspannende und schlaffördernde Übungen.

**Schlaganfall:** Blutanalysen von Schlaganfallpatienten haben gezeigt, dass in dieser Gruppe achtzig Prozent unter einem Mangel an Vitamin E leiden. Hier empfiehlt sich ein allgemeines Yoga-Übungsprogramm, wobei Sie jedoch die umgekehrten Stellungen vermeiden sollten, bis Sie mit Ihrem Arzt darüber gesprochen haben.

**Verstopfung:** Verstopfung lässt sich durch eine gesunde Ernährung vermeiden, die genügend Proteine und Ballaststoffe enthält. Ferner sind die in der Natur vorkommenden stuhlgangfördernden Nahrungsmittel wie zum Beispiel frisches Obst und Vollkorngetreide zu empfehlen. Es ist wichtig, dass Sie sich körperlich betätigen. Üben Sie die Vorwärts-Rumpfbeuge, den Twist, den Pflug, den Fisch, die Kerze und den Baucheinzieher. Gehen Sie oft spazieren.

**Wassersucht:** Wassersucht wird durch Wasser verursacht, das – durch Kaliummangel bedingt – in den Zellen zurückgehalten wird. Oft führen eine unausgewogene Ernährung, hoher Zucker- und Salzkonsum und die Einnahme von harntreibenden Mitteln zu Wassersucht. Die Anzeichen hierfür sind geschwollene Augen und dicke Knöchel. Medikamente, die für eine künstliche Abfuhr des Wassers sorgen, stellen auf lange Sicht keine gesunde Lösung dar, sondern verschlimmern oft das Problem noch zusätzlich. Denn diese Mittel entziehen dem Körper Kalium. Verwenden Sie lieber natürliche, flüssigkeitstreibende Substanzen wie Kaliumchlorid, Pflanzenöl, Eiweiß, Vitamin B, ungesalzene Erdnüsse, Melonen, Bananen, Feigen, Pflaumen, Oliven, Mandeln oder Kartoffeln. Als Übungen gegen Wassersucht empfehlen sich Kerze, Beinüberschlag, Twist, Pflug, Heuschrecke, Knie- und Schenkelstreckung, Rumpfbeuge und Kobra.

**Wechseljahrsbeschwerden:** Zur Beruhigung der Nerven ist es manchmal ratsam, dem Körper zusätzlich Kalzium, Magnesium oder Phosphor zuzuführen. Ferner sollte Ihre Ernährung viel Kalium enthalten, um den Wasserhaushalt Ihres Körpers zu unterstützen. Durch geeignete Übungen können Sie etwas gegen Übergewicht tun, das oft als Folge von Depressionen auftritt. Eine ausgewogene, ballaststoffreiche Diät mit viel Vitaminen und Vitalstoffen des B-Komplexes kann den Frauen durch diese schwierige Zeit helfen. Achten Sie bei Ihrer Ernährung auf eine Nährstoffdichte der verwendeten Lebensmittel! Wenn Sie weibliche Hormone einnehmen, sollten Sie die Zufuhr von Vitamin E erhöhen. Obwohl die Wechseljahre beim Mann körperlich nicht so stark in Erscheinung treten, können sie doch Auswirkungen auf die Psyche haben. Wie bei den Frauen ändert sich auch beim Mann die Produktion der Geschlechtshormone grundlegend. Während dieser Zeit fühlen sich Männer oft weniger „männlich“ und versuchen dann möglicherweise, ihre Männlichkeit durch übersteigerte sexuelle Aktivität unter Beweis zu stellen. Das kann manchmal zu Impotenz führen.

Für beide Geschlechter empfiehlt sich das folgende Übungsprogramm gleichermaßen: Katzenstreckung, Kerze, Kobra, Rumpfbeuge im Sitzen, Baucheinzieher, Arm- und Beinstreckung, Twist, Beckenstreckung, Tiefatmung, Schwamm.

# Bei Rückenbeschwerden ist Vorbeugen besser als Heilen

Wenn Sie einen schwachen Rücken haben, sollten Sie ihn durch Übungen kräftigen. Bei Rückenschmerzen sollten Sie Ihren Arzt fragen, welche Übungen für Sie geeignet sind. Wenn Sie wissen wollen, wie Sie Ihren Rücken gesund erhalten können, üben Sie Yoga. Und halten Sie sich an die folgenden Ratschläge:

1. Vermeiden Sie es, länger zu stehen. Dadurch entsteht ein verstärkter Druck auf die Lendenwirbel.

2. Wenn Sie jedoch für längere Zeit stehen müssen, setzen Sie Ihren Fuß auf einen Schemel und stützen Sie sich mit dem Ellbogen auf dem gebeugten Knie ab. Dies sorgt für eine gerade Ausrichtung der Lendenwirbel.

3. Schlafen Sie auf einer festen Matratze. Vermeiden Sie es, auf dem Bauch zu schlafen. Wenn Sie beim Schlafen auf dem Rücken liegen, sollten sie zusätzlich zum Kissen für den Kopf noch ein Kissen unter die Knie schieben. Es ist jedoch am besten, wenn Sie seitlich mit leicht angewinkelten Knien liegen.

4. Wenn Sie morgens aufstehen, rollen Sie sich auf die Seite. Schwingen Sie die Beine aus dem Bett und drücken Sie sich dann mithilfe der Arme in eine sitzende Stellung. Durch diese Art des Aufstehens lässt sich die Belastung der Wirbelsäule herabsetzen.

5. Wenn Sie im Bett sitzend oder liegend fernsehen, sollten Sie Ihren Kopf nicht scharf abwinkeln.

6. Heben Sie schwere Gegenstände nur mit gebeugten Knien auf, um eine Überbeanspruchung von Muskeln, Bändern und Sehnen zu vermeiden.

7. Schlagen Sie die Beine höchstens an den Knöcheln übereinander. Ein Überkreuzen über den Knien verschlimmert bereits vorhandene Rückenbeschwerden und behindert die Blutzirkulation in den Beinen. Das kann zu Durchblutungsstörungen,

Krampfadern und geschwollenen Knöcheln führen.

**8.** Sitzen Sie immer nur in fest gepolsterten Sesseln mit aufrechter Rückenlehne.

**9.** Erzwingen Sie nichts. Lernen Sie Ihre körperlichen Grenzen kennen und bauen Sie Ihre Stärke allmählich auf.

**10.** Versuchen Sie abzunehmen. Übergewicht belastet Wirbelsäule, Beine und Herz.

**11.** Betätigen Sie sich körperlich. Wenn Sie eine sitzende Tätigkeit ausüben, stehen Sie während der Pausen auf und laufen Sie herum. Schieben Sie frühmorgens oder abends noch einen Spaziergang oder Yoga-Übungen ein – selbst wenn es nur für zehn Minuten ist.

**12.** Kippen Sie beim Gehen und Stehen das Becken nach vorn. Dadurch werden die Lendenwirbel gerade gerichtet, die Gesäß- und Bauchmuskeln gekräftigt und außerdem Schmerzen der unteren Wirbelsäule gemildert. Diese Art des Gehens ist die beste und wohl auch attraktivste.

**13.** Wenn Sie etwas heben oder tragen müssen oder wenn Sie Ihre Beine anziehen wollen, sollten Sie immer die Bauch- und Gesäßmuskeln anspannen. Das Becken nach vorn drücken und dabei ausatmen.

**14.** Beenden Sie eine Übung genauso langsam, wie Sie sie begonnen haben.

**15.** Falls Sie keine Krampfadern haben, sollten Sie möglichst oft in die Hocke gehen, um die Beinmuskeln zu kräftigen.

**16.** Setzen Sie einen Fuß auf einen niedrigen Schemel, wenn Sie sich aus der Hüfte nach vorn beugen müssen (beim Geschirrspülen oder beim Zähneputzen).

**17.** Drücken Sie die Knie nie ganz durch, sondern halten Sie sie immer leicht gebeugt.

**18.** Halten Sie sich immer warm, um verspannte und verhärtete Muskeln zu vermeiden. Nehmen Sie warme Bäder und tragen Sie warme Kleidung. Legen Sie sich eine Wärmflasche oder ein Heizkissen zu.

**19.** Ihr nächstes Geschenk sollte ein Schaukelstuhl sein – auch wenn Sie ihn sich selbst kaufen müssen. Durch die sanfte Schaukelbewegung wird die Blutzirkulation verbessert und die Wirbelsäule beweglich gehalten. Am besten ist ein Schaukelstuhl mit einer Fußstütze.

**20.** Schaffen Sie sich für Ihr Badezimmer einen niedrigen Fußschemel an. Sie werden feststellen, dass der Stuhlgang erleichtert wird, wenn Sie dabei einen Fuß auf den Schemel stellen.

**21.** Tragen Sie nur Schuhe mit flachen Absätzen, dicken Sohlen und viel Platz für Ihre Zehen. Hohe Absätze führen zu schmerzhaften Verspannungen und schlechter Körperhaltung.

**22.** Überhören Sie Schmerzsignale nicht. Bleiben Sie dann in der Schlafstellung, strecken Sie sich langsam und legen Sie etwas Warmes auf. Dann konsultieren Sie Ihren Arzt oder einen Chiropraktiker.

**23.** Wenn Sie unter Rückenschmerzen leiden, sollten Sie möglichst nur dann Autofahrten unternehmen, wenn Sie sich auf den Rücksitz legen können. Vermeiden Sie lange Flüge. Sitzen Sie nicht auf Stühlen mit gerader Rückenlehne. Schieben Sie sich beim Sitzen ein Kissen in den Rücken.

**24.** Um Ihren Körper beim Niesen, Lachen oder Husten besser abzustützen, sollten Sie die Bauchmuskeln anspannen, die Hände verschränken und gegen den Bauch drücken.

**25.** Lehnen Sie sich nie mit der Hüfte irgendwo an. Vermeiden Sie es, Gegenstände gegen die Hüften abzustützen. Die Schultern eignen sich zum Tragen besser als die Hüften. Denken Sie immer daran, dass Sie das Becken nach vorn drücken müssen, um die Wirbelsäule gerade zu halten. Im Idealfall sollten Sie mit leicht gebeugten Knien, etwas nach außen gestellten Füßen und erhobener Brust stehen. Atmen Sie tief, halten Sie Kinn und Kopf hoch und die Schultern unten. Spannen Sie Ihre Bauchmuskeln und ziehen Sie die Gesäßmuskeln zusammen.

**26.** Nur für Frauen: Rückenschmerzen sind oft gynäkologisch bedingt. Fragen Sie Ihren Arzt. Tampons führen manchmal zu Rückenschmerzen. In diesem Fall ist es besser, wenn Sie Binden tragen.

# Übungspläne

Wenn Sie Ihren Rücken nicht ständig trainieren, kann er sehr schnell steif werden und schmerzen. Muskeln können durch Untätigkeit schrumpfen und ihre Elastizität verlieren. Dadurch werden Sie in Ihren Bewegungsmöglichkeiten eingeschränkt. Um beweglich zu bleiben, ist es sehr wichtig, diese Muskeln zu gebrauchen und zu strecken. Fragen Sie immer Ihren Arzt oder einen Chiropraktiker, welche Übungen für Sie am besten sind.

**Übungen zum Lockern steifer Muskeln**
Wechselseitige Beinstreckung, Querbalken, Kamel, Gespreizte Beinstreckung, Kobra, Kerze, Kopf-zum-Knie-Streckung, Beinüberschlag

**Bei Schmerzen in der Hüfte**
Kerze, Knie- und Schenkelstreckung, Gespreizte Beinstreckung

**Zur Linderung von starken Rückenschmerzen**
Beckenstreckung, Kopf-zum-Knie-Streckung

**Gegen Rücken-Arthritis**
Klinge, Pendel

**Bei Rückenverletzungen und Haltungsschäden**
Klinge, Bogen, Kamel, Beinüberschlag

**Übungen zur Kräftigung der Rückenmuskeln**
Pendel, Aufsetzen, Gespreizte Beinstreckung

**Übungen zur Gesunderhaltung der Rückenpartie**
Rock 'n' Roll, Querbalken, Beckenstreckung, Kopf-zum-Knie-Streckung, Kobra

**Übungen zum Abbau von Verspannungen**
Bogen, Twist, Wechselseitige Beinstreckung, Tiefe Rumpfbeuge

**Übungen für die Bandscheibe**
Boot, Heuschrecke, Bogen, Kobra

**Geradehalten des Rückgrats**
Kobra, Twist